微创髋关节置换术

Mini-Invasive Surgery of the Hip

编著

Dominique G. Poitout ［法］

Henri Judet ［法］

主译

冯建民　刘志宏

上海科学技术出版社

Springer

图书在版编目（CIP）数据

微创髋关节置换术 / （法）多米尼克·G. 普瓦图（Dominique G Poitout），（法）亨利·朱迪特（Henri Judet）编著；冯建民，刘志宏主译 . —上海：上海科学技术出版社，2017.1

ISBN 978-7-5478-3189-2

Ⅰ.①微… Ⅱ.①多… ②亨… ③冯… ④刘… Ⅲ.①髋关节置换术－显微外科手术 Ⅳ.① R687.4

中国版本图书馆 CIP 数据核字（2016）第 173086 号

Translation from English language edition:
Mini-Invasive Surgery of the Hip
by Dominique G. Poitout and Henri Judet (eds)
Copyright © 2014 Springer France
Springer is part of Springer Science+Business Media
All Rights Reserved

微创髋关节置换术

编著　Dominique G. Poitout [法]　　Henri Judet [法]
主译　冯建民　刘志宏

上海世纪出版股份有限公司
上 海 科 学 技 术 出 版 社　出版
（上海钦州南路 71 号　邮政编码 200235）

上海世纪出版股份有限公司发行中心发行
200001　上海福建中路 193 号　www.ewen.co
浙江新华印刷技术有限公司印刷
开本 787×1092　1/16　印张 10　插页 4
字数 180 千字
2017 年 1 月第 1 版　2017 年 1 月第 1 次印刷
ISBN 978-7-5478-3189-2/R·1195
定价：98.00 元

内容提要

近年来，微创关节置换手术在降低手术感染风险、减少手术失血量、促进关节功能快速康复等方面起到了越来越重要的作用，并成为关节外科的重要发展方向。

本书详细介绍了多种微创髋关节置换手术的方法，并附上 11 部由国际著名专家主刀的手术视频（DVD），精确演示了书中所介绍的各种手术方式与操作技巧。本书适合关节外科医师，尤其是正在学习微创髋关节置换技术的医师参考学习。

译者名单

主　译

冯建民　刘志宏

译者

（以姓氏笔画为序）

王　毅　王弘毅　冯建民　刘志宏

刘敬锋　何　川　张　炅

中文版序

我国关节外科正处于快速发展的时代，关节外科医师渴望进一步提高手术效果、手术质量，减少手术创伤，加快术后康复进程。在全髋置换获益最大化的愿景下，《微创髋关节置换术》一书的中文版与国内读者见面了！如果通读各个章节，您一定会认同以下几个观点：

1. 我们不是"为微创而微创"。"微创"只是一种技术，这种技术有它固有的适应证，有它的技术要求、技术标准，以及为实施微创而需要的特殊辅助设施。要实施髋关节微创手术，必须对髋关节的解剖结构、解剖层次、组织结构之间的相互关系，尤其对一些重要结构，如神经、血管等的解剖定位了如指掌，这样手术才会成功，患者也将从中受益。

2. "微创"能产生优异的效果，但并非没有风险或并发症。在本书第一章的 1037 例回顾分析中，报告有 2 例股神经损伤，10 例发生术后脱位，且其中 3 例术后多次脱位，5 例术后感染，3 例无菌性松动，1 例老年骨质疏松病例术中发生、术后才发现无移位股骨髁骨折。这篇回顾性分析再次告诫我们要提高警惕，任何一种技术都有它的两面性。我们追求技术效果最大化，也要尽可能减少技术的负面影响。

3. 两个创新技术——"微创"与"导航"相结合是髋关节置换术在技术领域发展历程中的重大革新。所谓"微创"即手术入路完全或大部分在组织间隙中进行，不对或极少对邻近解剖结构做切割和损伤，在尽可能少的创伤下完成整个手术操作。而导航技术，即手术操作、假体植入完全在导航引领下进行，从而使假体植入方法最优化。我相信一位有着丰富实践经验的关节外科医师，可以把假体十分精确地植入到位，但即使是一位技术大师，在他手里还是有可能存在某些"边缘型错误"（margin of error），或者说存在某些"小缺陷"或"不足"，使某些患者术后或在相当长的时间后，手术效果出现偏差甚至功能受到严重影响。导航技术的重大优势恰恰在于手术操作可复制并能精准定位，从而最大限度地减少人为失误。因此，将这两个创新技术有机结合，必能进一步提升手术效果，造福广大患者群体。

4."微创"与"导航"这两个技术领域在我国关节外科还处于起航阶段，远未达到彼岸，需要我们年轻的关节外科医师不断实践与探索，将其真正掌握，并不断创新和发展。

衷心感谢科内同事为本书翻译、校对所付出的辛勤劳动，祝贺此书中文版能与广大读者见面！

杨庆铭

上海交通大学医学院附属

瑞金医院骨科

2016 年 7 月

目 录

视频目录

第一章

微创前路全髋关节置换术

Thierry Siguier, Marc Siguier, and Bertrand Brumpt

本章导言

  微创前路手术的入路是经由肌间隙平面到达髋关节，并在不切开或部分切开肌肉、肌腱或转子的情况下植入全髋关节假体。此为其他手术入路的不及之处，因为保留外展肌群及臀肌的入路可避免臀中肌肌力不足导致的跛行。经由微创前路置换全髋关节是拥有低致残率及术后快速康复优点的安全且可复制的技术。

引 言

  在全髋关节置换术（THRs）中最广泛使用的入路是后方、经转子、直接外侧及前方入路。已有少数文献介绍以前方入路行部分髋关节置换术或 THRs 的方法。在法国，Judet 等从 1947 年开始使用 Hueter 前方入路植入股骨颈假体。他们在 THRs 上持续使用前方入路并宣传 Hueter 入路，即将阔筋膜张肌在髂嵴上的止点剥离 1~2 cm，再切除股直肌反折处以及梨状肌。我们自 1993 年开始使用由 Hueter 入路改良的微创前路，它可以在不切开肌肉肌腱的前提下以 5~10 cm 的切口植入全髋关节假体，提示我们并不需要为了暴露术野而切开肌肉肌腱。术后康复因此简单化，减少肌肉的切开可快速恢复到不用拐杖的无痛步行状态。此外，从长达 17 年的经验中发现，只要术中有特殊拉钩的辅助，多数情况下做皮肤短切口（一般 6~8 cm）已经足够。此手术步骤是由 Marc Siguier 和 Bertrand Brumpt 提出，自 1993 年 6 月起被全面使用，过了很长时间后才开始盛行髋关节微创手术。一项大型连续性调查针对 1993 年 6 月到 2000 年 6 月中按照此步骤行初次全髋关节置换术的 1 037 例患者的回顾性研究已经发表。

前方入路及髋关节解剖

选择前方入路行髋关节置换术合乎解剖逻辑，因为患者取平卧位时，髋关节前方、髋臼自然前倾以及股骨近端正对着主刀医师。

若从后方看，由于髋关节后方有大量肌肉，导致关节位置相对较深。这是因为关节囊平面受到臀部肌肉及外旋肌群的覆盖。相反，髋关节前方的肌肉条件允许行肌间隙入路。

如同 Lowell 和 Aufranc 发表的有关 Smith-Peterson 入路的内容，前方入路"通过神经间隙，内侧肌群由股神经及腰上神经根支配，外侧肌群则由臀上神经支配"。前方入路可远离坐骨神经及臀上神经。

手术技术

我们所描述的手术步骤是可复制的，并用于所有无手术史的典型髋关节骨关节炎患者。此技术已经用于无导航及影像透视辅助下的操作。

患者体位

患者均于 Judet 骨科床上取平卧位，因为这有助于术中行牵引、内外旋及垂放下肢使足部靠近地面（图 1.1A~C）。

将骶部放在一个有凹槽的骨盆支架上。此骨盆支架可稳定骨盆并有效率地传输骨科床的牵引力。

当手术侧下肢在术中摆放特殊位置时，髂骨的反作用力有助于稳定骨盆。

将患者上肢置于肘部的延伸支架上，手术侧上肢屈肘置于患者胸前，以免术中影响到主刀医师及一助的操作。主刀医师必须确认体位摆放。

由两位助手辅助手术操作，若只有一位助手也可完成手术。手术侧为右侧髋关节时一助站在主刀医师左侧，反之，一助站在主刀医师右侧，二助站在主刀医师对面。术野必须包括前半髂嵴以及大腿前外侧约 20 cm。

为了达到教学目的，我们会在 3 个平面描述此髋关节入路。

平面 1：

皮肤切口应平行地做在髂前上棘到腓骨头的连线后 2 cm（图 1.2）。对于正常体重

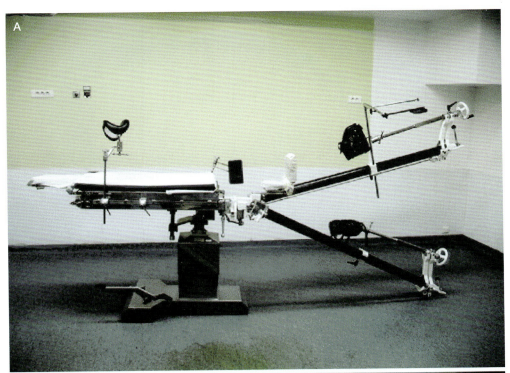

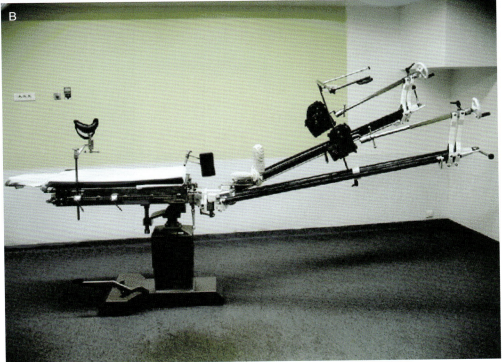

图 1.1 （A~C）Judet 骨科床可将骨盆及手术侧下肢固定在需要的位置上

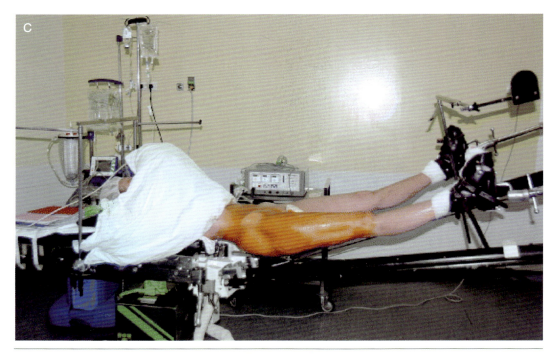

图 1.1 （续）

的患者而言，皮肤切口长度约 6~8 cm，若术中觉得暴露不足可再延长切口，特别是肥胖或肌肉发达的患者。切口一般不需超过 10 cm。先找到大转子尖端，一般很容易找到，切口 2/3 在尖端以上，1/3 在尖端以下（前文提到的线），因此皮肤切口会在大转子前方（图 1.3）。切开皮下脂肪并止血后，以手指探查出阔筋膜张肌浅层腱膜最松弛处，再沿着皮肤切口方向做一纽扣大小切口。可借由肌纤维方向判断纽扣样切口的正确位置，因该处肌纤维为前上向后下斜行的走向（图 1.4）。延伸阔筋膜张肌浅层腱膜的切口到皮肤切口的全长甚至超过皮肤切口长度，接着用小拉钩将切口上、下缘向上、下移动。用剥离钳提起阔筋膜张肌浅层腱膜的内缘，以利于骨膜剥离器分离阔筋膜张肌及其浅层腱膜至前内侧（图 1.5）。一助持拉钩将阔筋膜张肌向外侧拉，二助持另一把拉钩将缝匠肌向内侧拉。正确放置拉钩后即可充分暴露第 2 平面。

平面 2：无名腱膜以及旋前血管

当一助将阔筋膜张肌拉开后便可见此平面位于其深处。无名腱膜厚度不一。旋前血管可见于此筋膜底下，必须先行结扎或电凝。由于回旋血管束的数量、大小、位置

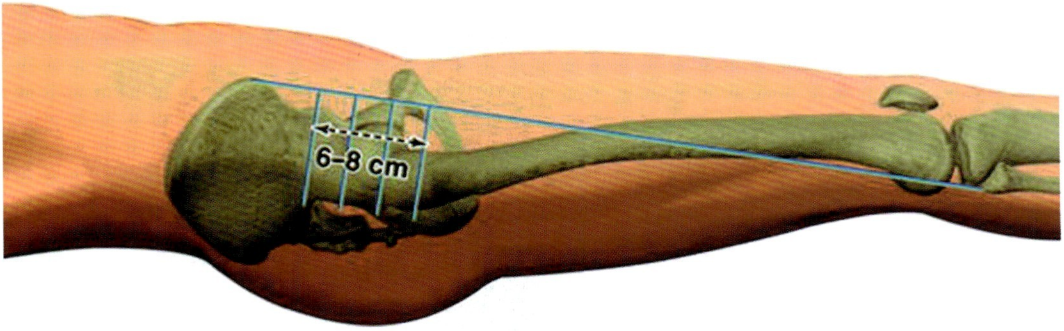

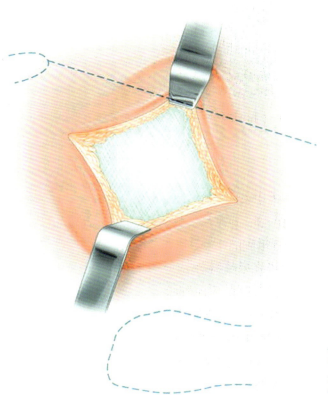

图 1.2 皮肤切口的位置应参考大转子尖端，并在髂前上棘到腓骨头的连线后 2 cm

6–8 cm

图 1.3 切开皮肤和脂肪组织到阔筋膜张肌浅层筋膜

在个体间差异大，可利用出现在无名腱膜浅表的一或两条"前哨"静脉协助寻找。完成以上操作后（图 1.6），即可轻松切开无名腱膜。切口在股直肌肌腱反折处向上，在腱膜变薄甚至消失处向下。切开无名腱膜、暴露脂肪层后进入平面 3。

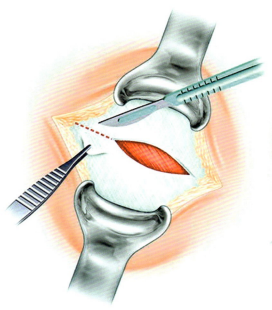

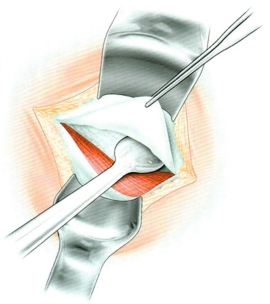

图 1.4 沿着皮肤切口方向在阔筋膜张肌浅层筋膜做一纽扣样切口

图 1.5 切开浅层腱膜后，阔筋膜张肌可充分暴露

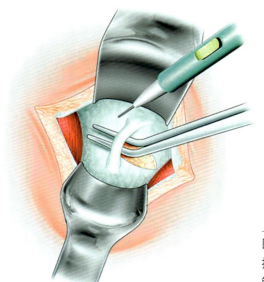

图 1.6 当后方拉钩拉开阔筋膜张肌，前方拉钩拉开前方股直肌后即可暴露无名腱膜和旋前血管。将旋前血管结扎或电凝

平面 3：前关节囊平面

由上而下、由外到内切开位于无名腱膜下的脂肪组织以确认（不损伤）髂肌腱膜。髂肌腱膜覆盖于前关节囊表面，范围可大可小，因人而异。一旦找到髂肌外缘，切开包围在外的薄层肌束膜，二助将第一把放置的拉钩移至股骨颈下方，尽可能保留髂肌在前关节囊的附着缘。在上部关节囊股直肌肌腱反折处稍下方，用镊子将髂肌外缘向上拉，露出一小块白色无血管区，即为股直肌肌腱在关节囊的附着处，将此部分关节囊切除。将二助手持的第二把拉钩置于此处。将髂肌及股直肌往髋臼前壁拉。拉钩位置必须和前关节囊同高并插入髋臼前壁，置于髂肌和股直肌下而不是在肌肉内，以避免拉钩尖端损伤股神经。倾斜拉钩暴露下部关节囊前方，清空介于髂肌及关节囊前方的区域。一助将第三把拉钩置于股骨颈上缘，介于臀小肌和关节囊间，清楚暴露股骨颈前表面。暴露可借由以下方式改善：一助用美式拉钩将阔筋膜张肌内缘向外拉（图1.7）。髋关节的手术暴露到此完成。

让置换过程更加流畅的微创入路的暴露方法及细节会在下面描述。

前关节囊切除或前关节囊切开

不论用传统方式还是电刀切除前关节囊，髋臼前缘的盂唇必须适度切除。必须保护好附着于髂肌深层的关节囊。在行关节囊切除时约切除40%的关节囊（图1.8）。

主刀医师在行前关节囊切除时需慎选患者。关节囊切除术适用于患者有术前伸直

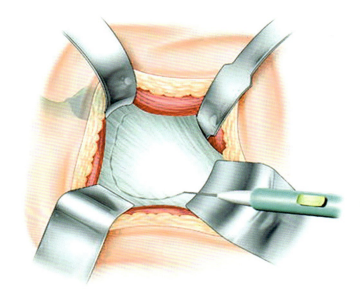

图 1.7　暴露及切除髋部前方关节囊的展示。前方拉钩拉开髂肌及股直肌。下方拉钩置于股骨颈下方，上方拉钩置于股骨颈上方

僵硬、严重僵硬或计划缩短肢体长度的病例。

术中切开前关节囊并于术后缝合适用于所有情况。可在上方髋臼拉钩的辅助下 U 形切开关节囊（图 1.9）。将弯拉钩置于囊瓣下与髋臼前壁间可使暴露更加容易。此囊

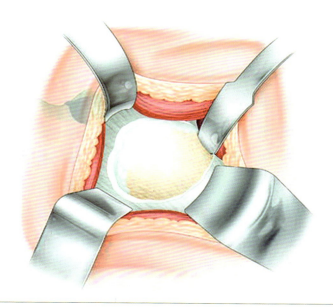

图 1.8　部分前关节囊切除术后可暴露股骨头及股骨颈

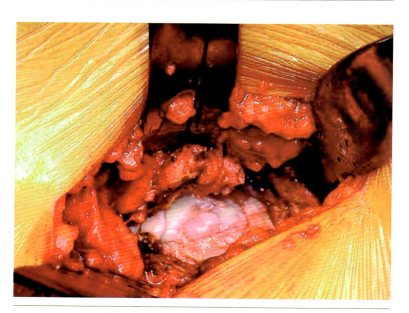

图 1.9　在上方髋臼拉钩的辅助下 U 形切开前关节囊

瓣可保护前方肌肉不被拉钩损伤。最后缝合关节囊可使其在植入的假体与前方肌肉之间起到保护作用。即使是小切口前方入路仍可充分暴露髋臼，合适安放臼杯位置可减少其与前方髂腰肌撞击的可能性。

厚关节囊可以保留，切除其位于关节深处的部分后变薄。手术最后进行关节囊修复，要在髋关节外旋时将囊瓣缝合到关节囊切开区外侧。关节囊修复不会妨碍髋关节活动，特别在伸直及外旋时。

前脱位

在骨科床上以足够的力量牵引下肢后外旋，脱位股骨头。将 Lambotte 勺形拉钩（Hospitalia, Fontenay les Briis, France）插入髋臼与股骨头之间（图 1.10）。将 Lambotte 勺形拉钩插入髋臼与股骨头之间后停止牵引，助手在术野下持患肢膝关节，并给予一定力量旋转患肢。主刀医师用 Lambotte 勺形拉钩撬起股骨头协助脱位。必须外旋 90°以估计股骨颈前倾角（图 1.11）。只有在触摸患肢膝关节并确认已旋转 90°后才可进行股骨颈截骨。对肥胖患者可使用股骨髁触诊，因其在评估旋转角度上比触摸膝关节更精确。

股骨颈截骨

在患肢 90°外旋下，通过比较术前模板测量出的截骨长度及卡尺测量股骨头的顶

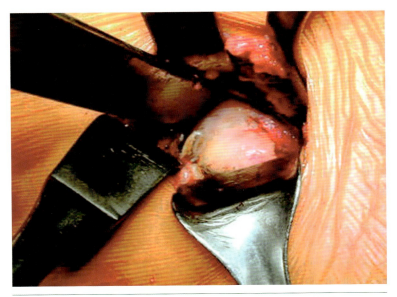

图 1.10　在脱位前将 Lambotte 勺形拉钩插入髋臼和股骨头之间

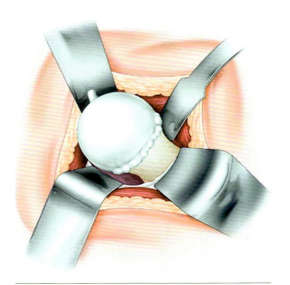

图 1.11 外旋患肢并以 Lambotte 勺形拉钩撬起股骨头完成前脱位

部，确认股骨颈的截骨高度（图 1.12）。用无菌卡尺可以直接获得理想的长度，并和术前以假体试样测量 X 线片中股骨头的顶部得出的截骨长度相比较。截骨（卡尺在合适长度上锁定）后需确认实际截骨量和计划截骨量一致。

主刀医师可让自己的计划和解剖标志保持一致。根据主刀医师的习惯，使用常见且容易找到的标志（股骨头顶部、大转子、小转子）来估计计划的股骨颈截骨平面很容易。用摆锯截断股骨颈，过程中通过换不同的锯片可避免损伤皮肤或肌肉。我们建议二助一手将切口向下拉，另一手持点状拉钩置于腰肌肌腱及小转子下。第二把点状拉钩置于颈外侧。尽管已经暴露颈全长，仍有部分股骨头会被切口上缘覆盖。

暴露下部分股骨颈也许可通过巡回护士轴向推动患肢来改善。

以两把拉钩保护软组织（图 1.13）。股骨颈的中轴充分暴露有助于定位及截骨。股骨颈也可在不脱位下进行截骨。暴露介于股骨颈上缘及大转子内缘的计划截骨区域后可确定截骨平面。我们倾向在脱位后截断股骨颈，因为可根据计划一次性截骨到位，并可精确调整前倾角度。

暴露髋臼

在停止旋转患肢后，髋臼一般可以透过安放点状拉钩于横韧带下方的髋臼两角

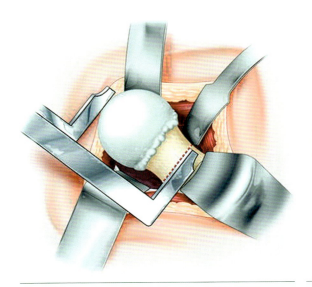

图 1.12　以卡尺定位股骨颈截骨平面

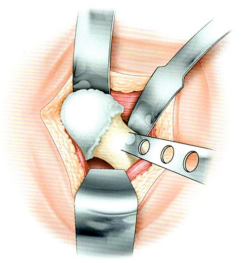

图 1.13　以摆锯截断股骨颈

之间充分暴露。拉钩拉开髂腰肌。点状拉钩移至髋臼前壁下方，如前面所述，拉开髂腰肌和股直肌。以近端髋臼拉钩保护关节囊瓣，并可插入一把前方拉钩经囊瓣下方至髋臼前壁。此囊瓣可在使用拉钩时保护前方肌肉。由二助负责这两把拉钩。第三把点状拉钩移至后壁下方拉开股骨颈断端及阔筋膜张肌（图 1.14）。只有在当患者由于严重术前僵硬或关节囊肥厚时需切开后方关节囊，此步骤是可选择的，在暴露髋臼中并非必要。

　　我们将髋臼假体的外展位置设定在额状面介于 $40°\sim45°$。经由触诊术野中可及的两侧髂嵴前方有助于额状面的定位。接着要让髋臼假体在水平面上轻微前倾 $10°\sim15°$。水平面的定位很容易估计，因为可与地面相比较。

暴露股骨

　　下肢持续外旋 $90°$ 或增大外旋角度。二助的拉钩或 Lambotte 勺形拉钩移至股骨颈后方以提供更好的术野。牵引可将大转子拉离臀部。一助将原先用来拉开阔筋膜张肌的点状拉钩移至大转子上缘。当主刀医师用自己的拳头从臀部下方抬高大转子时，骨科床渐渐停止牵引。当下肢锁定在 $90°$ 外旋并降低足部至靠近地面时，持续用力抬高大转子（图 1.15）。

　　当股骨上端充分暴露后，一助用点状拉钩拉开阔筋膜张肌，同时主刀医师逐渐减

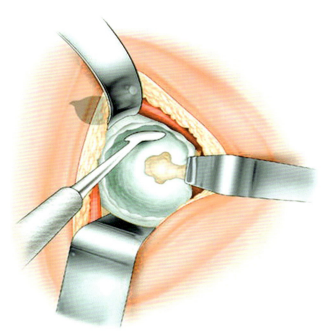

图 1.14　用前方拉钩暴露髋臼。下方拉钩移至髋臼两角之间，后方拉钩移至髋臼后壁

少抬高大转子的力量。以避免过度牵拉阔筋膜张肌。避免为了暴露股骨而切断外旋肌群（图 1.16）。有时需要切除额外的上方关节囊以获得足够的暴露。

从大转子上缘开始切除上方关节囊至后下角。可透过外旋 90°以上、后伸 20°~30°以及内收充分暴露股骨干骺端。通过骨科床轴向推动患肢可进一步暴露股骨上段。

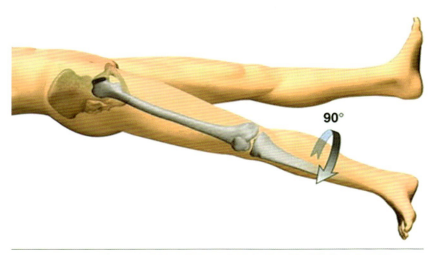

图 1.15　通过外旋及降低下肢让足部靠近地面来暴露股骨髓腔

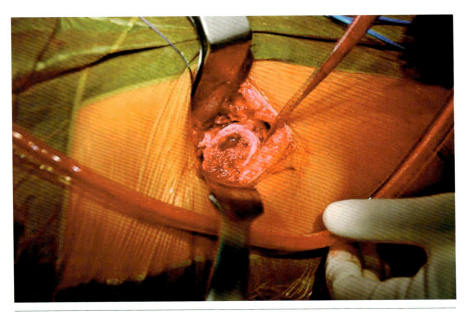

图 1.16　暴露股骨。完全保留短外旋肌群

完全保留臀中肌及短外旋肌群，股骨充分暴露后可尝试植入股骨假体。
安放假体试样，确认股骨柄位置与大转子尖部的相对关系（图 1.18）。
股骨假体以前倾 10°~15° 安放。

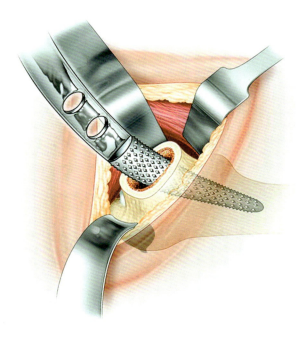

图 1.17　股骨髓腔暴露，保留臀中肌和
梨状肌

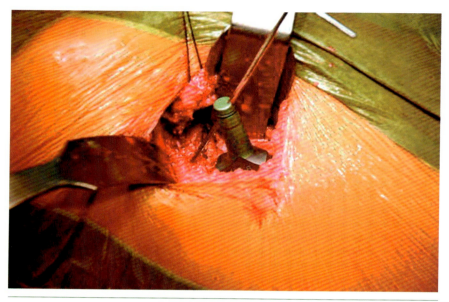

图 1.18　安放好非骨水泥假体试样，确认股骨柄位置与大转子尖部的相对关系

复位和闭创

透过抬高牵引中的患肢并将外旋角度从 90°减少至 0°，再减轻牵引力量使股骨头回到髋臼即可复位（图 1.19）。

需完成 3 个平面的创面关闭：阔筋膜张肌的浅层腱膜不要缝得过宽及过深以免损伤股外侧皮神经；缝合皮下脂肪组织；最后缝合皮肤。使用负压引流至术后 2 或 3 天。

术后处理

术后当日患者可坐及站立，术后第 2 天起可自主锻炼，完成简单主动活动，第 1 天即可在完全负重下行走。脱拐时间取决于患者自身判断。患者住院期间由康复师教授自主锻炼的活动项目，出院后由患者自主进行 6 周的锻炼。若患者独居，建议在康复中心进行训练。每位患者根据家庭情况决定出院时间，不再另设功能康复训练。

回顾性研究：1993~2000 年

我们先前曾对此前路微创手术做过一项大型回顾性研究，对全髋关节置换术后疗效、并发症以及脱位率进行评估。

微创前路在 1993 年初次被使用。在 1993~2000 年，我们用此技术对 926 例患者做

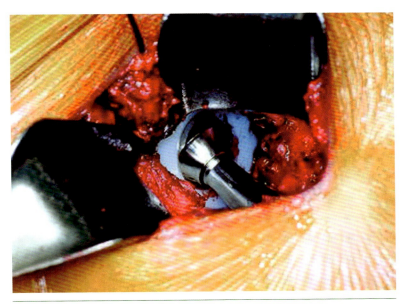

图 1.19　复位

了 1 037 例初次全髋关节置换术。其中 111 例为双侧置换。研究入组的患者在髋关节置换前无其他髋关节手术史。先天性髋关节后脱位及髋关节发育不良的患者未入组，因其需要较长的手术切口，甚至需要行髋臼造架或股骨上段截骨术。

排除由于股骨颈骨折进行全髋关节置换术的患者。入组患者多数在术前诊断为骨关节炎（1 037 例中的 950 例）。

每位患者使用的假体均为 Charnley's LFA MKII（Sanortho，Smith & Nephew，Orthez，France），头为 22.2 mm。股骨柄为非组配式、不锈钢材质。髋臼和股骨假体均为骨水泥型。髋臼假体为无高边、单半球形、不带偏心矩、超高分子量聚乙烯材质。摩擦界面为金属对聚乙烯。

术后第 1 或第 2 天，所有患者的手术侧下肢皆能达到完全负重。多数患者能在术后早期于卧室脱拐行走，术前行走不需双拐的患者，平均在术后 8 天至 3 周可脱离辅具行走。由于手术入路不影响臀部肌群及大转子，术后未见因臀中肌肌力不足导致跛行的患者。2 例患者术后出现股神经麻痹，分别在术后 9 个月及 1 年后完全康复。1 例严重骨质疏松的 87 岁患者在术中操作骨科床时导致外踝无移位骨折，其术后康复流程不变，在弹力绷带固定后可以完全负重行走。未见因血肿需要再手术及异位骨化的患者。5 例发生感染。3 例出现假体无菌性松动的患者进行了一期翻修手术。10 例出现髋关节脱位（10/1 037，脱位率 0.96%），10 例脱位的患者中有 8 例发生在术后 2 个月内，其中 6 例发生在术后 1 个月内，7 例脱位一次，3 例发生再脱位。

讨　论

我们自 1993 年开始系统性地对需要行全髋关节置换术的患者使用前方肌间隙微创入路，获得了较好的早期康复效果。

手术入路的预期优势是能保留解剖结构、充分暴露、可复制，以及有延伸的可能性。现有的全髋关节置换术入路各自具有自己的优势及劣势，在暴露过程都有解剖结构损伤的风险。

我们阐述的微创前路走的是解剖入路，可以在不切开肌肉肌腱的前提下暴露及脱位髋关节。此入路在植入全部非骨水泥假体时不需修改或延伸。此手术入路远离坐骨神经及臀上神经。术中不会见到股神经，但使用前方拉钩时可能会损伤，因此一定要谨慎置于髂腰肌下。

由于入路外移至阔筋膜张肌腱膜上，切开皮肤时没有损伤股外侧皮神经的风险。切口方向及向髂前上棘下移有助于保护股外侧皮神经。闭创时需特别注意，缝合阔筋膜张肌腱膜时不要过宽及过深，以免损伤股外侧皮神经。

肥胖不是微创前路的禁忌证，不需在术前决定是否用此入路。如果术中暴露困难可延长皮肤切口。髋关节入路使用相同的技术，走肌间隙平面，保留肌肉肌腱。过多的脂肪组织不影响保留肌肉。相反的，若是强壮且骨架大的男性患者，为了暴露股骨上段，必要时可切断梨状肌。这种情况非常罕见，一般切开后关节囊即可充分暴露股骨。

保留转子及所有外展肌群有助于术后完全负重下行走。以简单的活动为主的自主锻炼已经足够，包括不需理疗师的辅助或在康复中心做主动外展运动。

骨科床

因为髋臼自然前倾朝向主刀医师，髋臼窝可透过拉钩完全拉开术野的肌肉组织得到充分暴露。患者取平卧位有助于髋臼假体以合适的前倾及外展角度安放。骨盆在骨盆支架及髂骨的反作用力下固定牢固。稳定骨盆即可在暴露及牵引的过程中避免移位，使髋臼安放的位置更加精确。很容易触及两侧髂嵴，有助于髋臼假体的额状面定位。由于髋臼暴露充分并且可通过参考地面，臼杯的前倾角很容易估计。

主刀医师可直接看到股骨颈，以便于调整股骨装置的前倾角，此前倾角可透过将膝关节外旋约 90°调整。使用 Judet 骨科床有助于所有术中操作。

髋关节可向各方位活动，屈曲与伸直、外展与内收，以及旋转。透过足部靠近地面伸展髋关节特别有助于股骨暴露。

使用骨科床存在肢体污染的风险，应避免由主刀医师的助手们操作。

以 Hueter 或 Watson Jones 入路行全髋关节置换术可以不需要骨科床。

将患者以平卧位或侧卧位安放在一般手术床上，有股骨上段暴露较为困难的问题，例如肌肉发达的患者或某些股骨颈解剖异常（髋内翻、后倾、髂翼翻转）的患者。这些情况下，使用骨科床行前方入路比使用一般手术床较容易暴露股骨。

延长的可能性

若之后要经由相同入路行翻修手术，可延长切口。近端根据 Smith Peterson 入路延长，远端根据 Zahradnicek 入路可延长至股骨干。若不想延长现有的前方入路，可再做一股骨干直接入路。

髋关节稳定性

Kelley 认为，全髋关节置换术后脱位的发生率在 2%~10%。全髋关节置换术后脱位是麻烦而且严重的问题。Hedlund 等认为，使用 Charnley 的 22.2 mm 股骨头假体初次脱位后，仅 35% 不会再次脱位。目前对于治疗全髋关节置换术后再脱位尚未取得满意疗效。入路的选择并不会增加脱位的风险。许多作者认为假体的安放位置会影响到稳定性。我们的脱位率为 0.96%，是针对 1 037 例植入 Charnley 非组配式假体、22.2 mm 股骨头及标准无高边聚乙烯臼杯的患者，可间接反映此微创入路的暴露效果，因其能较好控制假体的安放位置。尽管微创前路缩小了全髋关节置换术的切口，却不增加脱位率。低脱位率间接提示我们此微创入路能以正确的位置安放两侧假体。保留肌肉可能有助于髋关节的动态稳定性。

许多作者针对转子截骨改良手术技术以修复术中损伤的肌肉肌腱或骨性结构，包括后方入路需修复外旋肌群，为达到相同目的也可使用改良或部分转子截骨术。

结　论

微创前路是肌间隙平面的入路，可以在进入髋关节并安放假体的过程中不损伤肌肉肌腱，也不需转子截骨（即使是部分截骨），此为其他手术入路所不及。此入路保存了外展肌群和臀肌，避免因臀中肌肌力不足导致的跛行。缩小切口对我们而言，能保护解剖结构比美观更加重要。

我们也对股骨颈骨折的患者使用此入路置换股骨头或全髋关节，手术方式完全相同，依然保留前关节囊（术中切开并于术后缝合）。此入路也可用于对股骨头坏死的患者行部分表面置换术。微创前路与常规前方入路相比，在全髋关节置换术中并不会提高并发症的发生率。

低脱位率间接反映髋臼及股骨假体的位置可以根据主刀医师的意愿安放，也说明保留软组织的重要性。经由微创前路置换全髋关节是拥有低致残率及术后快速康复优点的安全且可复制的技术。

参考文献

［1］ Chiu FY, Chen CM, Chung TY, Lo WH, Chen TH (2000) The effect of posterior capsulorrhaphy in primary total hip arthroplasty. J Arthroplasty 15:194–199.

［2］ Courpied JP, Desportes G, Postel M (1991) Une nouvelle trochantérotomie pour l'abord postéro-externe de la hanche. Rev Chir Orthop 77:506–512.

［3］ Coventry MB, Beckenbaugh RD, Nolan RD, Ilstrup DM (1974) 2012 total hip arthroplasties: a study of postoperative course and early complications. J Bone Joint Surg 56A:273–284.

［4］ Dall D (1986) Exposure of the hip by anterior osteotomy of the greater trochanter: a modified anterolateral approach. J Bone Joint Surg 68B:382–386.

［5］ Daly PJ, Morrey BF (1992) Operative correction of an unstable total hip arthroplasty. J Bone Joint Surg 74A:1334–1343.

［6］ Fackler CD, Poss R (1980) Dislocation in total hip arthroplasties. Clin Orthop 151:169–178.

［7］ Goetz DD, Capello WN, Callaghan JJ, Brown TD, Johnston RC (1998) Salvage of a recurrently dislocating total hip prosthesis with use a constrained acetabular component. J Bone Joint Surg 80A:502–509.

［8］ Hedlundh U, Sanzén L, Fredin H (1997) The prognosis and treatment of dislocated total hip arthroplasties with a 22 mm head. J Bone Joint Surg 79B:374–378.

［9］ Hedlundh U, Hybbinette CH, Fredin H (1995) Influence of surgical approach on dislocations after Charnley hip arthroplasty. J Arthroplasty 10:609–614.

［10］ Judet J, Judet R (1950) The use of an artificial femoral head for arthroplasty of the hip joint. J Bone Joint Surg 32B:166–173.

［11］ Judet J, Judet H (1985) Voie d'abord antérieure dans l'arthroplastie totale de hanche. Presse Med 14:1031–1033.

［12］ Kelley SS, Lachiewicz PF, Hickman JM, Paterno SM (1998) Relationship of femoral head and acetabular size to the prevalence of dislocation. Clin Orthop 355:163–171.

［13］ Lewinnek GE, Lewis JL, Tarr R, Compere CL, Zimmerman JR (1978) Dislocations after total hip arthroplasties. J Bone Joint Surg 60A:217–220.

［14］ Light TR, Keggi KJ (1980) Anterior approach to hip arthroplasty. Clin Orthop 152:255–260.

［15］ Lowell JD, Aufranc OE (1968) The anterior approach to the hip joint. Clin Orthop 61:193–198.

[16] Morrey BF (1997) Difficult complications after hip joint replacement: dislocation. Clin Orthop 344:179–187.

[17] Parvizi J, Morrey BF (2000) Bipolar hip arthroplasty as a salvage treatment for instability of the hip. J Bone Joint Surg 82A:1132–1139.

[18] Pellici PM, Bostrom M, Poss R (1998) Posterior approach to total hip replacement using enhanced posterior soft tissue repair. Clin Orthop 355:224–228.

[19] Ritter MA (1976) Dislocation and subluxation of the total hip replacement. Clin Orthop 121:92–94

[20] Robinson RP, Robinson HJ Jr, Salvati EA (1980) Comparison of the transtrochanteric and posterior approaches for total hip replacement. Clin Orthop 147:143–147.

[21] Siguier M, Judet T, Siguier T et al (1999) Preliminary results of partial surface replacement of the femoral head in osteonecrosis. J Arthroplasty 14:45–51.

[22] Siguier T, Siguier M, Judet T, Charnley G, Brumpt B (2001) Partial resurfacing arthroplasty of the femoral head in avascular necrosis: methods, indications, and results. Clin Orthop 386:85–92.

[23] Siguier T, Siguier M, Brumpt B (2004) Mini incision anterior approach does not increase dislocation rate: a study of 1037 total hip replacements. Clin Orthop 426:164–173.

第二章

全髋关节置换的微创入路及导航技术

Henri Judet

本章导言

髋关节前入路最初是由 Hueter 提出，后经 Jean 和 Robert 不断改良，自 1947 年以来，在前入路中使用丙烯酸假体，避免了任何肌肉离断或肌腱切除，实现了完全意义上的微创。当了解到可以通过导航技术 OrthoPilot 系统来放置髋关节假体后，我们决定结合这两个创新技术，希望在放置髋关节假体时，达到最小的创伤和最大的安全。

本章主要研究了使用或不使用导航技术对髋臼定位的影响，以及比较了两种导航系统的术中精确度。

关键词

全髋关节置换术；前入路；微创手术；导航技术

引 言

我们认为，微创入路和导航技术的结合将会彻底改变髋关节置换手术。

自 1993 年以来，我们开展了微创前入路手术。该入路是对当时 Hueter 技术的改良，其主要原则是不剥离或切断任何肌肉、肌腱。导航技术则通过 OrthoPilot 系统和 Amplivision 系统来实现，前者由 B.Braun-Aesculap 实验室于 6 年前开发，后者由 Amplitude 实验室开发，至今已使用 3 年。

本文将阐述微创前入路和导航技术的要点，比较髋臼假体植入时使用和不使用导航技术的结果，并尝试证实两种导航系统的可参考度。

手术技术

患者体位

- 患者仰卧于 Judet 骨科手术床上。
- 液体水平仪保证患者两下肢处于水平位置。
- 心电导联电极放置在手术对侧的髂嵴上，并作为骨盆平面的参考点。
- 需要两名助手，一名在主刀医师旁边，一名在对侧。

配备相机的电脑放置在对侧，面向主刀医师。

导航准备

- 第 1 枚钉固定在髂前上棘后约 3 指的距离，以免在放置股骨侧假体时影响操作。
- 第 2 枚钉以双皮质固定在股骨干上，从内向外穿过股骨下 1/3 处，这样二极管与相机成 90°外旋。
- 两枚钉支撑被动式二极管。
- 从髂前上棘到耻骨为骨盆平面（Lewineck 平面）。

微创前入路

- 皮肤切口跨越髋关节屈曲折痕处，从髂前上棘至腓骨头方向。切口长度通常为 6~8 cm，如肥胖或肌肉发达的患者，可相应延长。
- 推开皮下脂肪，切开阔筋膜张肌表面腱膜，不损伤任何肌腱或肌肉，在腱膜内侧和肌肉之间，可获得通向关节囊前方的自然脂肪间隙。腱膜内缘向后倾斜，保护了股皮神经，它是该入路的主要障碍。
- 只需电凝穿过此入路的旋前动脉分支。
- 切除关节囊前瓣，暴露股骨头和股骨颈。
- 在骨科手术床的帮助下，于牵引时放入 Lambotte 勺形拉钩，放松牵引后，下肢旋转超过 90°，股骨头脱位。操纵手术床的助手必须在膝关节上引导下肢外旋，以免膝关节扭曲。

- 根据术前测算的长度，用摆锯切割股骨颈。

导航下固定髋臼

- 下肢需保留自由旋转的空间。第 1 把具有精确的曲率爪形拉钩放置在髋臼缘两角之间，第 2 把拉钩放置在髋臼后缘，第 3 把扁平拉钩置于前方保护股神经。
- 一旦髋臼暴露完全，可在底部数点采集导航数据，如有骨赘，则需去除。
- 接着安放小一号的髋臼试样至髋臼中心。
- 继续以髋臼磨打磨髋臼窝，直至达到理想大小。在此过程中，计算机会根据之前确定的骨盆平面，实时地提供髋臼角度和前倾方向。同时，也会提示相较于髋臼底部的打磨深度。
- 手术医师以合适的角度安放髋臼试样。
- 放置髋臼假体，压配紧实。测试球放入假体中，其连接的传感器会记录髋臼的旋转运动，并由计算机得出新的髋臼中心。
- 确定了髋臼的旋转中心和方向，股骨侧假体的位置便可确定。

导航下固定股骨假体

- 利用手术床降低下肢位置，过伸、内收、外旋 90°，暴露股骨髓腔入口。解除牵引力量，避免损伤腿部及坐骨神经。
- 为了获得股骨髓腔入口良好的暴露，可能需要切除股骨颈与大转子之间的上方关节囊，而不需要切除转子平面的骨质，因为暴露已足够。双爪拉钩沿着大转子外缘放置，更好地显露股骨隧道。最大限度地内收髋关节，避免锉刀手柄和髂嵴皮钉的撞击。
- 计算机根据之前髋臼假体植入的位置，追踪股骨锉刀的方向。由于可在股骨隧道里自由活动，第一把锉刀可以对前倾角度进行调节，这样计算机可以给出假体锥部在内部的最佳移动度，而且没有脱位或撞击的风险。在软件控制下，随后的锉刀便可沿同样的轨迹操作。
- 当最后一把锉刀置入后，放置测量球，复位髋关节。
- 软件便可以对下肢长度和水平偏距进行控制。股骨颈长度以 3.5 mm 的间距不断调节，偏心距则通过 6 种不同的偏心头来修正，直到患者髋关节达到最佳的功能解剖位置。
- 当计算机确认了假体推进程度与最后的锉刀一致时，便可确认股骨假体已固定到位。
- 安放股骨头并复位关节，可以再一次调节髋关节的长度和偏心距。

关闭微创切口

- 关闭切口很容易，只需缝合阔筋膜张肌的浅表腱膜，对齐皮下脂肪和皮肤切口，通常需要 7~8 针，或者皮下连续缝合。

- 术后引流保持 48 小时，拔除后绷带固定 12 小时。

术后处理

- 术后第 1 天可坐轮椅活动，第 2~3 天根据患者情况挂拐行走。
- 住院天数持续 6~8 天。
- 抗凝治疗持续 6 周。

结　果

我们运用微创入路的简明结果：

- 术后 2~3 天恢复活动。
- 引流：2 天。
- 出血量：6~800 ml。
- 术后 48 小时内疼痛评分：EVA 4/10。
- 平均住院天数：8 天。

导航技术是否提高髋臼假体的定位准确性？

38 例导航下植入假体与 40 例传统方式植入对比，测量前倾和俯倾角，两种技术的差异无显著性，但导航组的标准差很小，因此定位的可重复性更高。

计算机使用和传送的参考平面可靠吗？

以两种不同的导航系统做比较，试图回答这个基本的问题：一方面，OrrhoPilot 导航系统使用 Lewineck 平面，另一方面，Amplivision 导航系统使用股骨中立朝上的平面。两个系统都根据两部件相对方向来评估有争议的区域。69 例使用 Lewineck 平面，31 例使用股骨平面。股骨干与髋臼的联合前倾角的安全范围是一致的：32°和 31°。

如果一侧假体开始时过分前倾，另一侧组件都会相应做出矫正：如果 Lewineck 平面下髋臼假体前倾超过 25°，股骨侧将小于 10°；如果股骨平面下股骨干前倾超过 20°，髋臼侧将小于 15°。

另外，参考平面的选择不会影响股骨假体可调性锥部的评价，因此也不会影响不同假体部件之间撞击风险的评估。

讨 论

尽管经验丰富的手术医师往往能准确地放置假体，然而从长远来看，仍存在可能严重影响术后疗效的失误。如同其他研究一样，本文旨在阐明导航系统对假体放置具有更好的可重复性。

鉴于实验周期仍较短，某些参数没有考虑在内，如生活中特定姿势下（行走、坐位、爬楼梯等）骨盆与腰椎的相对位置。

另外，考虑到手术位置和扫描位置的差异，在使用扫描仪对术后髋臼假体进行测量时有一定的局限性。

要证实导航技术对固定髋关节假体的优点，则仍需要进一步研究。

结 论

· 同时使用微创前入路与导航技术是全髋关节置换手术最好的方法。
· 微创入路能获得更快的功能康复，减少疼痛和出血。
· 导航技术的可重复性高，尤其在假体固定和股骨锥的调节方面，可有效地防止脱位和撞击等风险。这一技术的优势出现的时间还很短，设备和参照平面的完美运行，方可证实导航技术的优势。

参考文献

［1］ Judet J, Judet R (1950) The use of an artificial femoral head for arthroplasty of the hip joint.J Bone Joint Surg Br 32B(2):166–173.

［2］ Judet J, Judet H (1985) Voie d'abord anterieure dans l'arthroplastie totale de hanche. Presse Med 14:1031–1033.

［3］ Siguier T, Siguier M, Brumpt B (2004) Mini-incision anterior approach does not increase dislocation rate: a study of 1037 total hip replacements. Clin Orthop Relat Res 426:164–173.

［4］ Judet H (2007) Five years' of experience in hip navigation using a mini-invasive anterior approach. Orthopaedics 30(10 Suppl):S141–S143.

［5］ Lewineck GE, Lewis JL, Tarr R et al (1978) Dislocation after total hip replacement arthroplasties. J Bone Joint Surg Am 60:217–220.

［6］ Kennedy JG, Roger WB, Soffe KE et al (1998) Effect of acetabular component orientation on recurrent dislocation, pelvic osteolysis, polyethylene wear and component migration. J Arthroplasty 13(5):530–534.

[7] Kalteis T, Handel M, Herold T et al (2005) Greater accuracy in positioning of the acetabular cup by using an image free navigation system. Int Orthop 29(5):272–276.

第三章

普通手术床上侧卧位前方 Hueter 入路髋关节置换术

本章导言

　　由 Judet 等提出的前方 Hueter 入路髋关节置换术，在 M. Siguier 发明了避免切断肌腱和肌肉的技术之后，已经转变成一种微创的手术入路。但是这种入路需要患者采取仰卧位，并且需要专门的骨科手术床。

　　我们的入路不需要专门的骨科手术床，患者侧卧位在普通手术床上，床的远端后半部分卸除。不过，为了髋臼和股骨假体的安放位置精准和减少软组织的损伤，需要准备一些专门的辅助设备。

　　此种入路能够使关节囊从顶端切开，保留了前方关节囊。

关键词

　　全髋关节置换术；微创手术；前入路；侧卧位

引　言

　　经过超过 2 年的实践，在积累了足够的后入路和经臀肌入路手术的经验之后，我们自然地开始了 Roettinger 入路。为了减少髋臼磨对臀中肌的损伤和保留切口内侧角阔筋膜张肌的神经支配，我们采取了 Hueter 描述的经阔筋膜张肌体部前方的神经间隙作

①缝匠肌
②阔筋膜张肌
③股外侧肌
④股直肌
⑤臀小肌
⑥髂腰肌

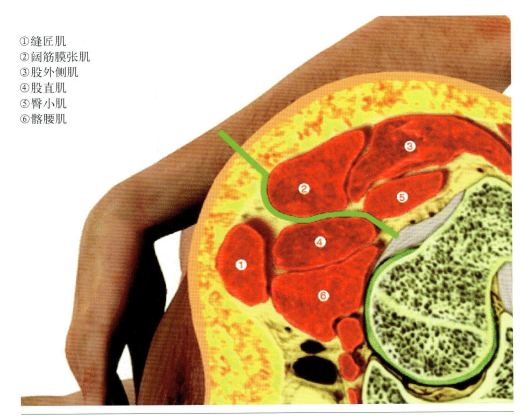

图 3.1　Hueter 入路的手术路径

为手术入路。这样就结合了侧卧位下髋臼暴露充分和关节囊前方得以保留的优势以及 Hueter 入路保留肌肉和神经的优势（图 3.1）。现在已有专门的器械可以做到跨过阔筋膜张肌同时不给股骨近端过多的压力。

本章将介绍我们的手术技术及术后的结果，并对该手术入路的优势和不足进行讨论。

手术技术

体位摆放

患者侧卧位于普通的手术床上，手术床远侧端后半部分支撑要卸除。

骨盆的固定类似于前入路，在骶骨和耻骨联合安放支持装置，髋关节屈曲 15°。

下肢放在两个支持装置上面，一个在股骨髁近端，另一个在下肢远端 1/4 处。后方的空间确保髋关节能够在下肢完全自由活动的条件下在外旋伸展内收时仅仅依靠其自身重量就能脱位（图3.2）。

在进行股骨侧手术时，后方放置一个无菌袋，保护保持竖直的下肢。

麻醉

全身麻醉更适合于肌肉发达患者以获得良好的松弛。在股骨侧手术前，需与麻醉师紧密沟通了解使用箭毒类药物进行神经肌肉阻滞的情况。

切口

斜行切口长8~10 cm，从髂前上棘开始，越过股骨颈至大转子尖下2横指为止（图3.3）。

肌肉间入路

暴露阔筋膜张肌：沿着筋膜的纤维走行切开其筋膜层，阔筋膜张肌就在其下5 mm处（图3.4）。用Mayo剪刀游离出其体部前缘，然后用手指钝性剥离。越过阔筋膜张肌

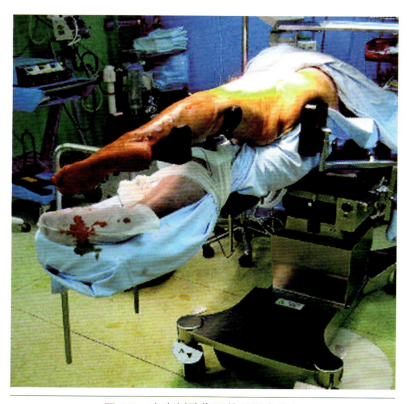

图 3.2　患者侧卧位于普通手术床上

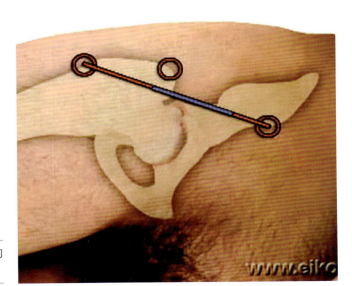

图 3.3 从髂前上棘至大转子尖的斜行切口

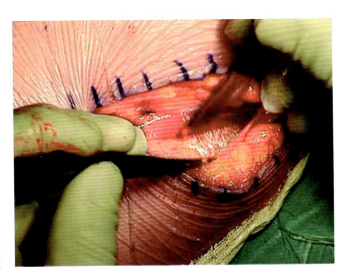

图 3.4 切开阔筋膜张肌的浅筋膜

之后我们便可以直接到达股骨颈区域。

在阔筋膜张肌体部的外侧和缝匠肌的内侧放置一个改良的 Charnley 拉钩。一蛇形牵开器安放于臀小肌下方的股骨颈基底部上方,第二把牵开器牵开阔筋膜张肌远端使其远离手术视野。

切开股直肌的浅筋膜,向内侧牵开股直肌。然后小心切开深部的筋膜,分离旋前血管支并结扎。股外侧肌外侧束下可以看到股骨的股外侧肌结节,这是切开时重要的解剖标志。下肢保持轻度旋转和屈曲位,用骨膜剥离器沿着股直肌止点到股外侧肌结节的连线将关节囊剥离。

切开关节

在股骨颈上缘从股直肌止点起始到股外侧肌结节为止切开关节囊（图 3.5）。首先沿着内侧转子间沟向小转子进行剥离，游离大部分前方关节囊囊瓣，这部分是需要保留的。然后向转子窝臀小肌附着处进行剥离。

把蛇形拉钩放在髋臼边缘和顶端关节囊之间，Hohmann 拉钩放在髋臼前缘和前方关节囊之间。股骨头可以充分暴露，用手术刀将盂唇切除。

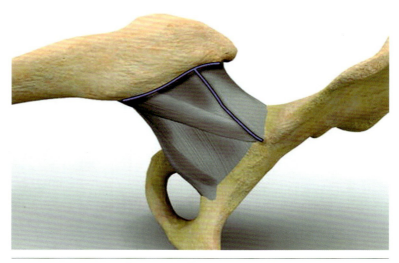

图 3.5 切开前方的关节囊

股骨颈截骨

在股骨颈下方放一个拉钩，使下肢轻度屈曲外旋，尽可能暴露其前方。

术前下肢长度的标志从垂直轴转换成为股外侧肌结节。使用直凿进行初始的股骨颈垂直截骨，不完全截骨可避免后方出血。然后沿着前面的位置使用窄的锯片，用电锯进行截骨（图 3.6）。

使用直凿进行初始截骨可以通过倾斜来保证股骨颈的充分暴露。然后用取头器将股骨头取出并测量。

髋臼准备

• 将下肢重新放回支架上。

• 在髋臼顶上方用斯氏针将阔筋膜张肌前方肌肉挡开。Charnley 拉钩水平放置在该肌肉的远端。然后用 2 把 Hohmann 拉钩插在髋臼的前角和后角，暴露整个髋臼。

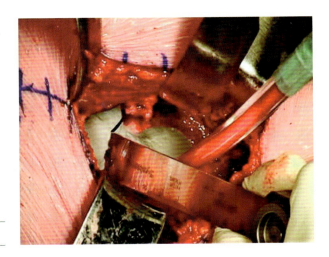

图 3.6　用摆锯进行股骨颈截骨

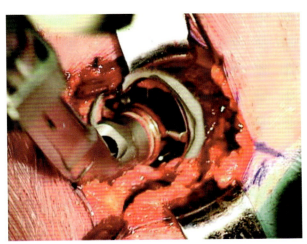

图 3.7　使用髋臼磨磨髋臼

- 调低手术床。
- 切除残存的髋臼缘组织以及圆韧带，保留横韧带。
- 闭孔止血。
- 垂直安放髋臼磨，外展 45°挫磨髋臼（图 3.7）。
- 手柄也以 45°角安放，以横韧带为标准中心化并保持轴向压力，重建患者正常的前倾角（图 3.8）。保留软骨下骨，安放压配式臼杯试模。
- 用带角度的把持器打入髋臼假体。
- 以横韧带为标记，保证髋臼的外展角度是 45°。
- 用球形的聚乙烯打击器做最后的打击，确保髋臼假体完美地压配。
- 冲洗后，用吸盘小心地将陶瓷内衬置入臼杯底部。
- 在打压之前一定要检查内衬的边缘（图 3.9）。

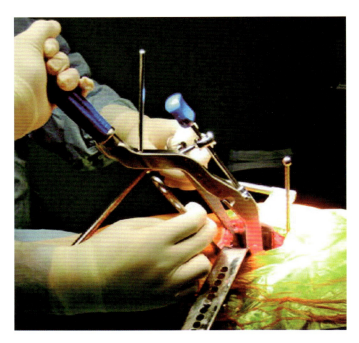

图 3.8 磨髋臼时保持 45°的外展角度并确保轴向加压

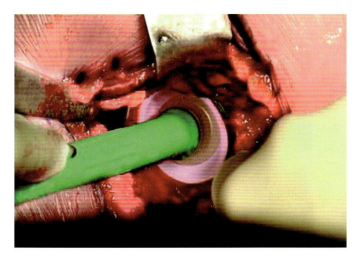

图 3.9 使用吸盘安放陶瓷内衬

- 移除 Hohmann 和 Charnley 拉钩及斯氏针。
- 对于体格健壮的患者，在进行股骨侧手术之前请麻醉医师检查神经肌肉的阻滞水平。

股骨侧准备

- 升高手术床，放置无菌袋。
- 在任何前路手术时，可以通过伸直外旋内收位脱位髋关节并暴露股骨颈。在侧卧

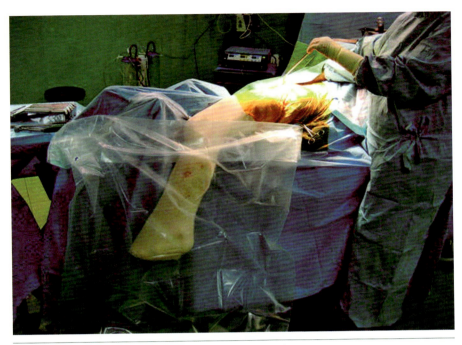

图 3.10　手术侧肢体外旋 90°

位下，下肢被向后拉，靠自身的重力自然外旋 90° 并固定（图 3.10）。

- 在骨科手术床上，要从前方而不是从侧方操作股骨侧器械。
- 需要两把拉钩暴露股骨。
- 第一把蛇形拉钩用于牵开顶部关节囊，并松解其基底部。将此拉钩置于臀小肌止点前方，抵住大转子尖。第二把反角拉钩置于小转子处牵开前方关节囊瓣。
- 股骨准备分两步：首先是股骨颈，然后是股骨干。
- 首先通过三步完成股骨颈成形，期间脱位的下肢在无辅助下保持自身稳定：
  ◦ 用带角度的髓腔开口器在股骨颈–转子连接处开口（图 3.11）。
  ◦ 髓腔环钻紧贴外侧皮质以向前 120° 角钻入，在股骨距处压紧骨松质。然后插入吸引器，避免钻孔偏离髓腔。
  ◦ 伸直术侧肢体，以带角度的开口器开口，保存股骨颈前面的骨质。为了第一把髓腔锉的置入，开口需超过 30 mm。

股骨干的准备

使用双弯 3D 一体的髓腔锉扩髓，直至达到旋转稳定。每次插入和取出髓腔锉时，助手应以 20° 内收及后伸轻度牵引下肢，并外旋 90° 至下肢与地面垂直。若要旋转超过 90°，绝对不要将力量施于膝关节上（图 3.12）。

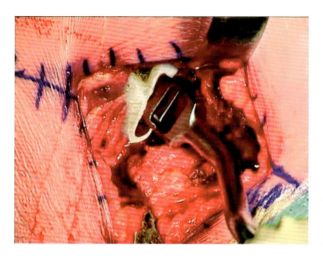

图 3.11　用带角度的髓腔开口器在股骨颈–转子连接处开口

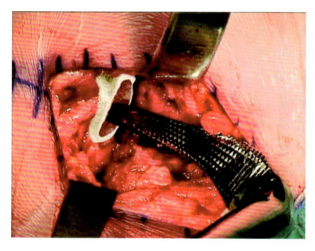

图 3.12　用双弯 3D 一体的髓腔锉扩股骨髓腔

　　第一把髓腔锉应能轻松地置入准备好的干骺端，在股骨距的水平以理想的外翻角置入，保护好三角形的骨松质安全区。使用特殊的 3D 假体打击器将最终的股骨柄假体植入，同时防止旋转不当。将之前取下的骨松质植入直柄假体与股骨颈之间的前方空隙（图 3.13）。

选择股骨头

　　将股骨头试样安放在最终假体上，并测试极度屈曲、伸直及旋转稳定性和下肢长度。建议在植入假体后进行测试而非在最终的髓腔锉上，因为两者的位置有时有些微差异。

　　将选好的陶瓷头装在擦干的莫氏椎体上，为了安全，在轻微旋转后打紧（图 3.14）。彻底冲洗髋臼后复位髋关节，下肢放在两个垫子上，做 Ortolani 试验，但患者在

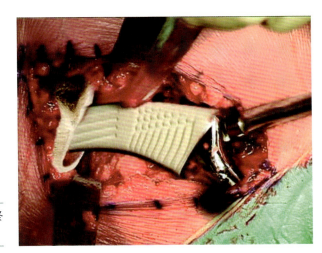

图 3.13　使用特殊的假体打击器将最终的股骨假体植入

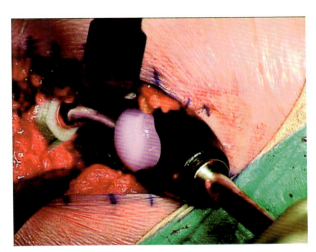

图 3.14　将选好的陶瓷头装在擦干的莫氏椎体上

麻醉下试验并不十分可靠。不过，试验阴性是下肢延长的征象。

闭创

将蛇形拉钩放回至髋臼顶部关节囊外缘，再次冲洗髋关节（图 3.15）。

在下肢外旋或内旋位，将前方大片关节囊复位后缝合于其顶部。在髋臼增大的情况下可能需要做成形术以减小张力。

如果下肢长度不足，可将关节囊基底部缝至转子间线前方。在关节囊前方放置引流管 48 小时。

浅层平面的很快关闭：从下到上以 1 号薇乔缝线单纯连续缝合扩筋膜张肌的薄腱膜，第二根线从上到下单纯连续缝合真皮深层，使用 0 号薇乔缝线单纯间断皮内缝合。用皮钉或可吸收薇乔缝线关闭皮肤切口（图 3.16）。

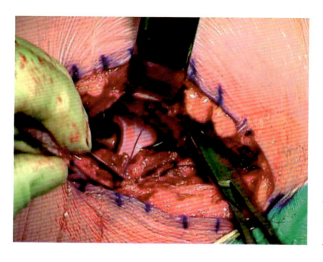

图 3.15 将大片前关节囊瓣复位，并在下肢旋转配合下缝合于顶部关节囊。

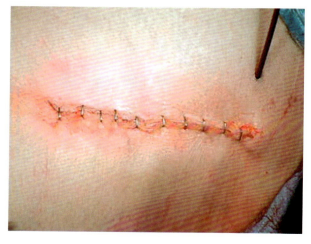

图 3.16 可用皮钉或薇乔缝线关闭皮肤切口。

术后指导

患者于术后次日应能在完全负重下行走。一般能在出院前（第 5 天）达到脱拐行走，因此能减少住院天数。

术后起始 10 天于户外行走时可使用双侧前臂拐杖，然后使用单拐至第 21 天。全身抗凝药必须用 4 周。

结 果

在 2.5 年内以前方入路完成超过 350 例一期愈合的全髋关节置换术，皆于普通手术床上严格侧卧位进行，不挑选患者。手术时间 35~90 分钟，使用自体血回输机。95%

使用直柄假体，5% 使用短柄双涂层解剖柄假体，皆为陶瓷对陶瓷界面。

超过 90% 的微创前路患者 Merle d'Aubigné-Postel 评分在术后 3 个月为一般。

我们没有发现任何脱位病例，但有 10 例转子粉碎性骨折被忽略或是施予环扎术，1 例发生在发育不良股骨上的骨干骨折在术中予以固定，1 例后方轨迹不良，3 例发生感染。

讨 论

侧卧位适用于肥胖患者，因为腹部脂肪能远离切口。其暴露髋臼比 Roettinger 入路好。我们没有发现任何一例髋臼位置摆放不正。垂直辅助器械可定位在与水平面夹角呈 45°，并设定前倾角度，与髋臼的摆放深度无关。与仰卧位的不同之处在于，没有任何一例出现髋臼过度外展或前倾。增加股骨头的尺寸不是好主意，考虑到保留前方关节囊，应该选择最小的臼杯。

股骨侧的准备包括在部分受限的术野下用 3D 髓腔锉扩髓，若患者为体格健壮者，则必须检查其扩筋膜张肌肌肉神经阻滞的情况。手术开始阶段需谨慎操作。在用髓腔锉前需严格进行股骨颈成形术。必须先去除颈和转子连接处侧方的软组织，柔和并完整的扩髓很重要。若患者有内翻畸形、髓腔较粗，或是可能后方轨迹不良的情况，建议使用比术前模板测量小一号的假体。脱位时股骨近端损伤是我们早期主要遇到的问题，反映顶部关节囊松解不足。若患者有髋内翻、股骨颈较短及严重生理性骨质疏松时，操作时需加倍小心。对部分患者而言，后方关节囊松解可能是必须的。

保留前方关节囊以确保术后不影响本体感受。矢状面弯曲的短柄解剖型系列假体特别适用于此入路。

结 论

前方入路是全髋关节置换术中唯一不切开肌腱或肌肉的无损伤入路，从神经间隙进入，远离臀中肌。微创入路操作快，而且有围手术期出血少及快速康复的优点。

• 不需要骨科手术床，意味着术中活动患侧下肢时完全不受限制，可行所有假体稳定性测试。

• 采用侧卧位，可使前方切口靠外侧，从而避免损伤股皮神经和股神经，切开顶部关节囊可保留前方关节囊，而且可以垂直准备髋臼。

使用双弯 3D 一体的髓腔锉可于前方操作股骨器械。这是可靠、可复制且学习曲线短的手术技术。

参考文献

［1］ Smith-Petersen MN (1949) Approach to an exposure of the hip joint for mold arthroplasty. J Bone Joint Surg Am 31-A(1):40–46.

［2］ Judet J, Judet R (1950) The use of an artificial femoral head for arthroplasty of the hip joint. J Bone Joint Surg Br 32-B(2):166–173.

［3］ Judet J, Judet H (1985) Anterior approach in total hip arthroplasty. Presse Med 14:1031–1034.

［4］ Light TR, Keggi KJ (1980) Anterior approach to hip arthroplasty. Clin Orthop 152:255–260.

［5］ Hamadoughe M, Boutin P, Daussange J et al (2001) Alumina-on-alumina total hip arthroplasty. J Bone Joint Surg Am 84:69–77.

［6］ Siguier T, Siguier M, Brumpt B (2004) Min- incision anterior approach does not increase dislocations rate. A study of 1037 total hip replacements. Clin Orthop 426:164–173.

［7］ Bertin KC, Roettinger KH (2004) Anterolateral mini-incision hip replacement surgery: a modified Watson-Jones approach. Clin Orthop 429:248–255. Review.

［8］ Michel M, Witschger P (2006) Microhip: a minimally invasive procedure for total hip replacement surgery. A modified Smith-Petersen approach. Interact Surg 22:1–5. doi: 10.1007/s11610-006-0008-0.

第四章

使用短柄假体的侧卧位 Smith-Petersen 入路

Dominique G. Poitout

▮▮

本章要点

- Smith-Petersen 入路可通过不切断髋关节周围肌肉实现微创髋关节置换。
- 患者侧卧位时股骨上段更容易脱出。
- 应用短柄假体更容易插入股骨上段。
- 该手术入路风险小，切口小于 8 cm。

关键词

全髋关节置换；Smith-Petersen 入路；侧卧位；短柄

手术技术

患者准备

- 在进入手术室前，备皮并用碘伏消毒皮肤（如无过敏）。
- 患者置于精确侧卧位。
- 骶骨后方给予支撑。
- 另一侧的支撑置于腹侧抵住耻骨联合。

- 对侧的手臂伸直置于扶手上，腋窝下和对侧下肢下方横向放置硅胶垫，并用弹性绷带将对侧下肢固定于手术台。
- 手术区准备好后，用隔水、坚固的无纺布（纸）铺巾。
- 肢体下方放置两块铺巾，第一块铺巾是塑料材质的，第二块是隔水坚固的纸巾。带有胶条的铺巾横向固定并封住两侧大腿根部。
- 两侧的铺巾盖住手术台，头侧的铺巾将患者与麻醉医师隔开。
- 将一个袋子固定于手术台前方的边缘，术中用于放置术侧下肢。术侧下肢用防水袜套裹住以便术侧下肢可以自由活动。
- 手术区须覆盖贴膜。

术者位置

术者站在患者背侧，第一助手站在对面，第二助手站在主刀医师的右侧（如果患者的左髋接受手术）或者左侧（如果是患者右髋接受手术）。第二助手在主刀医师与患者头侧手术铺巾之间，该手术铺巾将患者与麻醉师隔开。洗手护士站在第二助手的对面，面向器械台。

切口

切口用一段长为 8 cm 的线段标记，该线段从大转子前方 1 cm 起始并越过大转子。该切口在上半部分稍稍向前弯曲（20°）。切开皮肤与皮下组织后止血。

手术入路

- 切开阔筋膜张肌的前方筋膜 12 cm，与皮肤切口的方向一致（较皮肤切口的两侧各延长 2 cm）。
- 这时可以看见臀中肌的前方边界和股外侧肌的上缘。
- 在这两个肌肉的间隙，可以找到一层脂肪，沿着肌间三角的上端边界，可以看到一根血管，必须用电凝烫掉。
- 用 Farabeuf 拉钩牵开臀中肌和股外侧肌后就能显露髋关节前方关节囊。这一方法可以直达关节囊的前方。
- 关节囊表面附着的肌肉组织和脂肪必须用 Cauchois 骨剥剥离干净。
- 双齿 Hohmann 拉钩插入臀肌下方，臀肌在上，股外侧肌在下。将一把向前成角的 Hohmann 拉钩插入髋臼前方肌肉的下方，以髋臼前上缘的骨质为支点。
- 放置该拉钩时需要十分小心避免损伤毗邻的股血管和股神经，这些血管神经走行于内侧 1 cm 处。

- 沿关节囊纵向切开并延伸至大转子前上 1/3 处的外侧缘。
- 前方关节囊切开分离。
- 在关节囊上做两个横向的切口：
  ◦ 第一个紧贴着髋臼，可以在关节囊切开的任何一侧。
  ◦ 第二个在外侧，沿着已被分离的关节囊止点的地方（臀大肌在上方，股外侧肌在下方）。
- 移走双齿 Hohmann 拉钩，放置两把带领的 Hohmann 拉钩插入切开的关节囊下方，牵开股骨颈。

股骨头切除

- 用指尖辨认股骨小转子，在其上方 1.5 cm 处切断股骨颈。切割的方向与水平夹角 60°。将髋关节外旋，可以比较容易地切断股骨颈后壁。
- 用一个螺旋钻钻入股骨头软骨与股骨颈的结合部，螺旋钻必须水平方向钻入，在大转子与股骨颈切断处形成杠杆，这样就可以在切断股骨头周围韧带后或将股骨头碎裂后将其取出。用一把骨剥插入髋臼内帮助将股骨头撬出。
- 用带尖头的 Hohmann 拉钩替换侧方带领的 Hohmann 拉钩，打入髋臼周围骨质，一把窄的、带尖头的成角的 Hohmann 拉钩置于髋臼半月形的后缘以暴露整个髋臼缘。

髋臼准备

- 打磨髋臼时逐级增加髋臼锉的直径。最好采用圆的髋臼锉而非截短的髋臼锉，因为后者容易锉出非对称性的髋臼。打磨髋臼窝直至充分血管化、松质骨化，并且保证所有的软骨和软骨下骨已经从髋臼窝移除。
- 将试样假体置入髋臼以确定髋臼杯的尺寸。
- 去除后方的骨赘很重要，它们会引起撞击并导致外旋时假体关节脱位。

假体髋臼杯的固定

- 打入一个外表面带有多孔金属的髋臼杯（多孔钛金属）。
- 这个臼杯必须与髋臼腔紧密地压配。如果不能，尝试更大的尺寸或者继续用小直径的髋臼磨打磨髋臼底部，加深髋臼的底部。

内衬的安放与固定

- 在安放陶瓷内衬时，仔细检查整个髋臼边缘以确定内衬与金属杯的边缘对齐。俯倾角太小会造成卡壳，那时如果不将整个假体包括金属杯取下很难单独取下内衬。

- 安置好内衬后，检查它是否稳定和位置是否正确（与水平面夹角40°；最大前倾角10°）。检查髋臼后方有无突出的骨质。
- 撤走所有拉钩，将浸透碘伏的抗菌海绵放入髋臼内。

股骨柄的固定

- 置下肢于外旋位，垂直于患者身体平面放入手术床前的消毒袋中。此袋是消毒铺巾时按放的。
- 这一做法可使股骨上端手术切口突出，并能暴露股骨颈。
- 置入带尖的Hohmann拉钩，将大转子撬出，并将阔筋膜张肌牵向后方。
- 用一把窄的Hohmann拉钩置入由圆韧带梨状肌窝形成的圆韧带窝，将臀小肌的前束与臀中肌分离。
- 如果在大转子上的手术切口足够长就可以将肌肉的损伤降到最低。如果有肌肉组织被严重损伤，那么应仔细切除受到严重损伤的肌肉组织。
- 此时，将第3把带尖头的宽的Hohmann拉钩置于小转子上方。
- 这把Hohmann拉钩的作用是撬起股骨，将肌肉向手术切口内挤压。
- 股骨颈处理好以后，在股骨颈的中间偏下方开髓，使第一把股骨锉能通过。
- 如果计划采用来自DePuy公司制造的PROXIMA假体，则按照以下步骤操作：
  - 髓腔锉必须以"蜿蜒"的方式打入。在髓腔锉打入的最后，锉的顶端应当与股骨平齐或在内侧稍稍高出一点。
  - 因为1号髓腔锉的外侧较宽，用磨钻将其在股骨颈后外侧入口处扩大可使锉磨更容易打入。
  - 拍摄正位X线片检查假体的位置，但更重要的是运用侧位片能对假体精确定位并且核对假体的大小与术前用模板确定的大小是否一致。
  - 处理股骨干时，保持最大限度的内旋，因为假体会自然前倾。如果术者没有注意，因为股骨颈的弧度存在，假体的前倾会自然增加。这样会导致与髋臼后缘产生撞击。
- 用力打入的最大假体与最后一把髓腔锉的大小一致。
- 在检查颈的长度与假体合适的张力后，打入陶瓷股骨头。

假体关节复位

- 取出髋臼内的抗菌海绵。
- 将股骨头放入髋臼内。
- 两块泡沫垫置于患者腿下，使下肢处于轻度外展并使臀肌鼓起。

创口闭合

- 随后进行缝合。
  - 关节囊覆盖假体。
  - 将两块臀肌肌腱的下部缝合在大转子上和股外侧肌的前上方。
- 两根负压引流管分别置于关节囊和深筋膜下。广谱抗生素直接倒入关节腔内。间断缝合关闭筋膜层和皮下组织，可吸收线连续缝合法缝合皮肤。
- X 线正位透视。

讨 论

- 小切口足够提供髋臼侧与股骨上端的良好视野。
- 同样有可能通过此外侧入路固定髋臼和股骨柄。
- 对髋关节肌肉的保护能实现髋关节功能的快速恢复。
- 患者可在手术数天后下地行走。

第五章

全髋关节置换术的前方入路：无需骨折牵引床的手术技术

Michael S.H. Kain and Michael Leunig

■ ■

本章提要

目的：本章描述使用标准手术床进行微创前方入路的全髋关节置换术，并报道128例患者手术的短期效果。手术指征：原发性骨关节炎、类风湿性关节炎、退行性髋关节炎。禁忌证：尽量避免复杂的全髋关节置换术，比如以前有髋关节手术史、髋关节翻修术、髋臼后方有骨缺损、股骨近端畸形，或者Crowe 4型的髋臼发育不良。手术技术：起于髂前上棘外侧以及下方2 cm的直切口，长约8~10 cm，打开阔筋膜张肌，止血、辨别股直肌并向前方牵拉（切断或不切断股直肌反折头均可），将臀中肌、臀小肌和阔筋膜张肌牵向外侧，暴露髋关节囊，打开关节囊、股骨颈截骨后显露髋臼；将患者下肢置于"四字位"（髋关节伸展、股骨外旋），显露股骨髓腔，压配型或者骨水泥型股骨假体都可以采用本入路植入。术后治疗：术后4周内限制髋关节屈曲超过90°，术后一天即鼓励患者行走、术后4天可以出院。结果：一年内（2007年）128例患者施行了141例全髋关节置换术，其中26例用骨水泥股骨假体，115例采用压配型股骨假体，髋臼假体均为压配型。患者平均年龄68岁，84例为女性，57例为男性。手术时间为60~75分钟。有3例出现并发症：1例是脱位（0.7%），不需要特殊治疗；2例是翻修（1.4%），因为低能量损伤造成的髋臼骨折伴有持续的髂腰肌疼痛。放射学检查显示髋臼杯的位置是44°外展、23°前倾。

关键词

微创；直接前方入路；全髋关节置换术；技术

引 言

在过去的十年里，越来越多的骨科医师关注全髋关节置换术中如何缩短切口长度以及减少肌肉损伤。采用微创技术可以缩短手术时间和住院天数，允许患者早期行走，提高患者满意度。微创手术的基本目的是减少肌肉损伤的程度，同时保证正确的假体植入，而不仅仅是小切口而已。已经有许多的微创手术技术的报道，涵盖了减少标准入路的长度、后方入路的微创手术，以及创新的入路（双切口技术）等。

Smith-Peterson 和 Hueter 入路是利用缝匠肌和阔筋膜张肌的肌间隙到达髋关节（图5.1）。Robert Judet 最早在 1947 年采用该前方直接入路进行髋关节成形术，随着微创技术的兴起，有许多作者报道了采用该入路进行全髋关节置换术的经验。该入路允许医

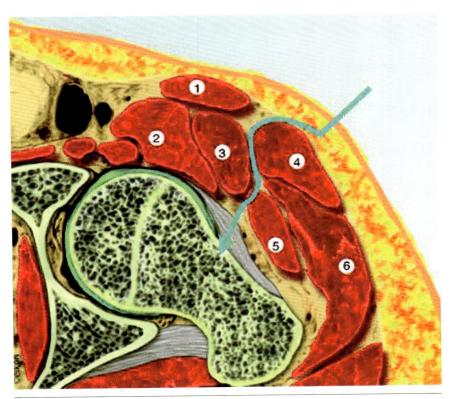

图 5.1　Smith-Petersen 或者 Hueter 入路，使用阔筋膜张肌（4）和缝匠肌（1）间隙。阔筋膜张肌（4）、臀小肌（5）和臀中肌（6）被拉向外侧，缝匠肌（1）、股直肌（3）和髂腰肌（2）被拉向内侧，显露关节囊（图片由ICON 提供）

师进行全髋关节置换术而不从骨组织上剥离任何的肌肉，将臀小肌的损伤减到最小。

大多数作者进行直接前方入路全髋关节置换术时，需要使用特殊的骨科手术床，以便手术侧肢体能够过伸和外旋，改善股骨近端的显露。使用骨科手术床的另外优势是，如果需要可以术中透视以判断假体位置。许多研究表明，采用该入路有良好的临床疗效，并发症少。临床随访显示，采用前方入路的患者，术后下地行走早，脱位发生率小于1%。然而，本技术所需手术床的购置费用昂贵，可能会影响该技术的普及。在本章中，我们介绍采用标准手术床施行不损伤肌肉的直接前方入路行全髋关节置换术的手术技术。

手术技术

患者

在2007年，我们为128例患者施行了141例全髋关节置换术。

所有患者都采用微创直接前方入路，所有的手术由资深作者（ML）在苏黎世 Schulthese 诊所进行。手术采用的髋臼有两种：EP-Fit®（Plus Orthopedics Ltd., Rotkreuz, Switzerland）和 Allofit™（Zimmer, Warsaw, USA）。根据患者的股骨近端形态和年龄，选用压配型股骨柄 ML-Taper®（Zimmer, Warsaw, USA）和 Polarstem®（Plus Orthopedics Ltd., Rotkreuz, Switzerland）以及骨水泥股骨柄 Weber®（Zimmer, Warsaw, USA）。股骨柄假体的选择由手术医师根据临床需求而定。

放射学评估髋臼假体的外展角、前倾角以及有没有异位骨化形成。测量是在最近的骨盆平片和侧位片上进行。采用最近的放射学平片测量的原因是，最近的平片质量比较好，而且前后位和侧位片在同一天拍摄。术后在复苏室常规拍摄的骨盆平片或者髋关节正侧位片，质量比较差。在骨盆平片上，采用髋臼假体开口的切线到泪滴的连线测量外展角；在侧位片上，前倾角通过髋臼假体前方开口连线与水平线测量。按照 Brooker 分类，利用骨盆平片和髋关节侧位片，评估是否有异位骨化存在。

体位

患者平卧于常规手术床上，手术侧上肢置于胸前，另一侧置于外展托架上。双下肢均做准备，消毒部位包括手术侧下腹部以及髂前上棘，便于术中精确评估骨盆的旋转，在皮肤上标记髂前上棘、髂嵴、大转子顶点以及同侧的腓骨小头（图5.2）。

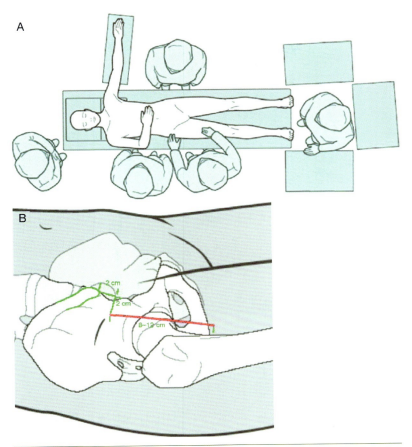

图 5.2　A. 患者仰卧于常规手术床。同侧手臂置于胸前，对侧手臂置于床边的搁手架上。主刀医师和一助站立于手术侧，二助站在手术床对侧；B. 长度约 8~10 cm 切口起于髂前上棘外侧和远端 2 cm，并向同侧腓骨小头延伸

手术切口和入路

　　切口起于髂前上棘外侧 2 cm、下方 1~2 cm，向同侧腓骨小头方向延伸。选用该切口的目的是避免损伤股外侧皮神经，该神经位于阔筋膜张肌和缝匠肌中间。因而，理想的手术切口位于阔筋膜张肌的外侧缘，在皮肤切口下打开阔筋膜张肌，注意不要损伤筋膜下的肌纤维。阔筋膜张肌可以用刀或钝性分离（图 5.3），显露深层筋膜和股直肌肌腹。打开深层筋膜，缝扎阔筋膜张肌供应血管（旋股外侧动脉分支）（图 5.4）。如果切口位置正确，这些血管位于切口中央。辨认股直肌上方部分，该区域通常有一层脂肪组织覆盖，位于关节囊顶端，切除这些脂肪组织。

　　至此，将股直肌牵拉向内侧，反折头拉向头端，臀小肌拉向外侧，可以显露关节

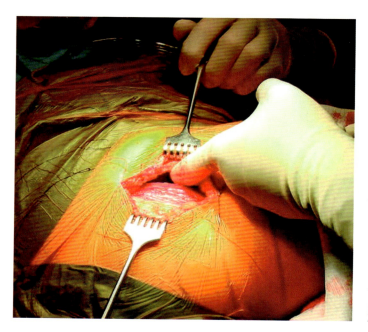

图 5.3 通过肌间隔分离阔筋膜张肌,手术医师的食指指示的是阔筋膜张肌的肌纤维与肌间隔之间的间隙。Langenback 拉钩置于此间隙,可以显露股直肌及其肌腱

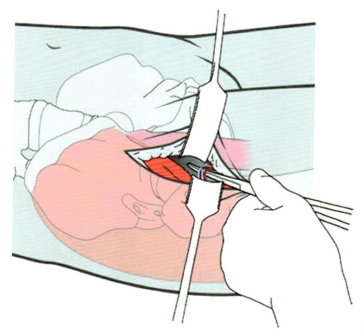

图 5.4 一旦阔筋膜张肌拉向外侧、肌间隔和缝匠肌拉向内侧,可以发现供应阔筋膜张肌的旋股外侧动脉分支位于切口的中央,将其分离、嵌夹并缝扎

囊前方部分。一把弯的 Hohmann 拉钩置于大转子股外侧肌水平,将阔筋膜张肌进一步拉向外侧。用 Cobb 剥离器分离关节囊和臀小肌,注意不要损伤臀小肌或阔筋膜张肌(图 5.5),将钝性的 Eva 拉钩置于该间隙。在股直肌和关节囊之间重复向前内侧分离。Cobb 剥离器应该沿关节囊的内侧向闭孔方向游离髂腰肌。辨认和触摸内侧的股动脉很

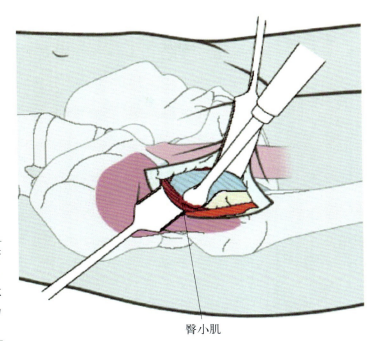

臀小肌

图 5.5 用 Cobb 剥离器将臀小肌从关节囊上向外侧剥离，在关节囊前方剥离髂肌。本步骤可以在切开关节囊以前为 Eva 拉钩创建空间

重要，并保护使之免受损伤。Eva 拉钩再放入关节囊和股直肌之间，以及置于闭孔。如果患者肌肉紧张导致显露不清，此时可以分离股直肌反折头。

平行股骨颈方向切开关节囊，显露股骨头和股骨颈（图 5.6），尽可能偏外侧切开关节囊，以便在髋臼缘仍然有大块的前方关节囊附着，该关节囊可以在显露髋臼时，保护股直肌免受拉钩的损伤，减少股直肌的过度损伤可以预防异位骨化的发生。一旦关节囊打开，将 Eva 拉钩置于关节囊内，沿转子间进一步分离关节囊，呈倒 T 形打开关节囊（图 5.6B）。用 8 mm 的 Hohmann 拉钩将关节囊从股骨头上拉开。当充分显露后，取头器从内侧钻入股骨头，大号扁平分离器放入髋关节，帮助股骨头脱位。为了便于股骨颈截骨后取出股骨头，此时让助手牵引并外旋下肢，脱位髋关节，主刀外拉取头器，并用分离器像鞋拔一样插入关节间隙，帮助股骨头脱位（图 5.7）。髋关节脱位后，将股骨头再复位放入髋臼。当确认股骨头能够脱位和复位，然后用长的标准锯片摆锯垂直于股骨颈长轴进行股骨颈截骨。如果髋关节脱位困难，可以将股骨头用骨刀打碎后一块一块取出，在取出股骨头时几乎不需要本步骤或者股骨颈的楔形截骨。

股骨头切除后，进一步分离股骨近端的关节囊，便于增加股骨近端的活动度。用骨钩将股骨向前方牵拉，松解后方关节囊直到梨状肌窝（详见下文）。

髋臼假体放置

一旦近端股骨可以移动时，显露髋臼。第 1 把小号 Hohmann 拉钩朝向髂前上棘前

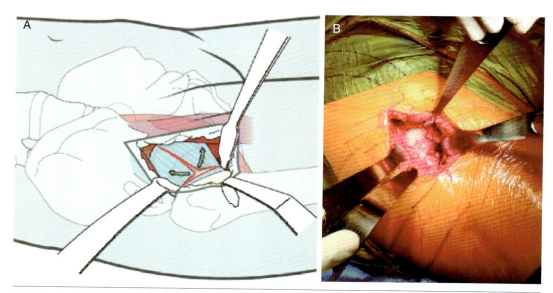

图 5.6　A. 2 把 Eva 拉钩在位，第 3 把拉钩置于股外侧肌嵴。倒 T 形切开关节囊，一翼沿股骨颈，另一翼沿转子嵴打开。建议在髋臼侧保留大块的关节囊，用以保护股直肌免受拉钩损伤，预防异位骨化发生；同样在股骨侧也保留一点关节囊，便于后期部分关闭切开的关节囊。B. 术中照片显示，Eva 拉钩拉开关节囊，暴露出关节炎性的股骨头

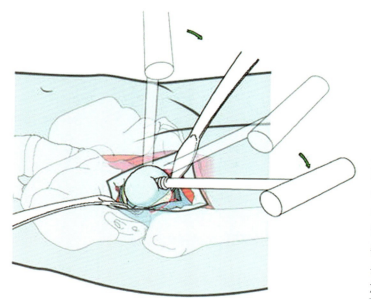

图 5.7　尽可能靠内侧拧入取头器，脱位髋关节，股骨颈截骨后取头器可以帮助取出股骨头，通常可以用一把大的扁平分离器插入髋关节，帮助撬出股骨头。另外，助手需要牵引并外旋股骨

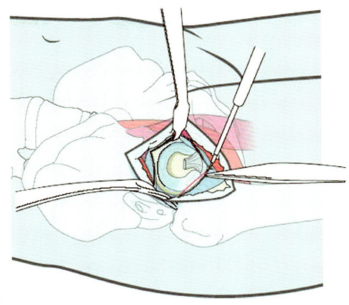

图 5.8 用两把弯的 Hoh-mann 拉钩将髋臼完全暴露。在前方，Hohmann 拉钩朝向髂前上棘置于保留的关节囊下，将缝匠肌和股直肌拉向内侧；在后方，Hohmann 拉钩置于髋臼后壁的后方大约 9 点钟位置；最后，一把 Muller 拉钩置于髋臼下缘，将股骨拉向后方。至此，髋臼得以完全显露，可以清理髋臼盂唇和马蹄形窝

方，放置于前方关节囊；第 2 把拉钩置于髋臼后壁；股骨拉钩或者是 Muller 拉钩置于髋臼下缘的后角横韧带下，进一步松解关节囊。将股骨位向后方，提供髋臼清晰的视野，可以清理髋臼盂唇和马蹄形窝（图 5.8）。在前方，于髂前上棘水平的弯拉钩可以提供髋臼前壁视野；在后方，弯拉钩用来显露髋臼后壁。

患者仰卧位时，通过触摸双侧髂前上棘可以很容易判断骨盆的位置，然后用带双弯的髋臼磨打磨髋臼（图 5.9）。一旦髋臼准备完毕，术者可以用试样髋臼假体来评估假体安放的位置和稳定性，也可以直接安放正式的髋臼假体。

股骨假体的放置

为了准备股骨髓腔，屈膝 90°外旋下肢（图 5.10），进一步松解股骨前下方关节囊，直到小转子位置，然后评估股骨颈的截骨长度。必须要将臀小肌从外侧关节囊分离，为了完全显露关节囊，可以将髋关节伸直、内旋下肢。将支撑腿部的手术床放低可以使髋关节完全伸直。骨钩向前方牵拉股骨，可以增加股骨的活动范围（图 5.11）。下肢置于外旋位，松解后关节囊到梨状肌窝。如果患者肌肉比较紧张或者肥胖，有必要的话可以松解外旋肌。为了在切口处显露股骨近端并扩髓，可以用大转子拉钩置于大转子后方，将股骨撬起以提供髓腔入路。为保证合适的前倾角，股骨外旋 90°，膝关节置于"4 字位"，手术侧肢体足部放置保护垫。

根据选用的股骨假体，进行股骨髓腔准备。通常采用的压配型股骨假体，没有外侧的肩部，很适合本手术入路。为安放本类假体，首先用偏心的矩形骨凿在股骨近端

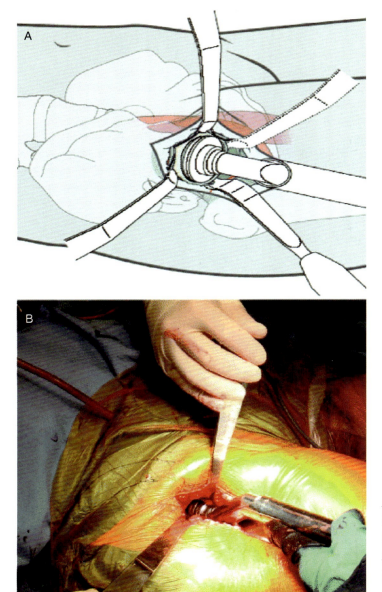

图 5.9　A. 采用带双弯手柄的髋臼磨，这种符合人体工程学的手柄比直柄的容易使用；B. 临床上使用双弯髋臼磨的实例

开口，并确定股骨假体的前倾角（图 5.12）。为防止假体内翻位植入，用咬骨钳咬除股骨近端后外方角。然后，用偏心手柄的髓腔锉扩髓，直到合适的尺寸（图 5.13）。装上股骨头试样，复位髋关节，评估肢体长度、稳定性以及有否撞击现象。另外，因为患者处于平卧位，双下肢都在视野内，很容易评估双下肢的长度。检查满意后，打入正式假体。骨水泥假体也可采用本技术。也可以先行股骨侧手术，因为股骨髓腔的出血可能会影响髋臼的观察。

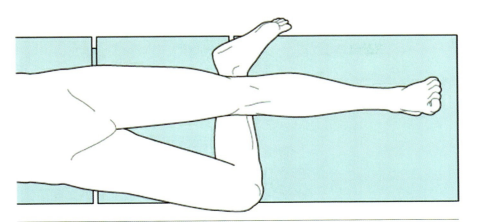

图 5.10 手术侧肢体呈"4 字位"置于健侧肢体下，同时足部下垂至手术床平面下，这样使得手术侧髋关节伸展、股骨外旋。手术侧肢体还可以内收，有助于股骨近端的显露

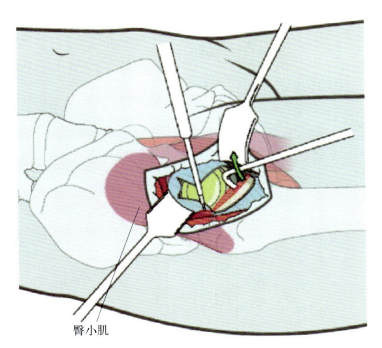

臀小肌

图 5.11 在股骨颈截骨部位放置骨钩，将股骨拉向前方，增加残余关节囊张力，进一步松解外侧以及后方关节囊，有助于股骨近端的显露

　　假体安放完成后，冲洗伤口，缝合沿转子嵴的部分保留的前方关节囊，然后分 3 层关闭伤口。

　　放置引流管并保留 24 小时。用吸收缝线连续缝合阔筋膜张肌（图 5.14），冲洗皮下组织，吸收线间断缝合，最后，用薇乔缝线连续缝合皮肤。

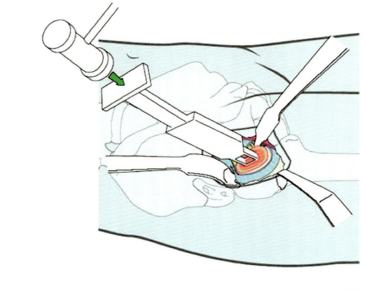

图 5.12 用矩形凿开口，然后股骨髓腔扩髓。正确放置矩形凿的位置很重要，因为这有助于判定股骨假体的前倾

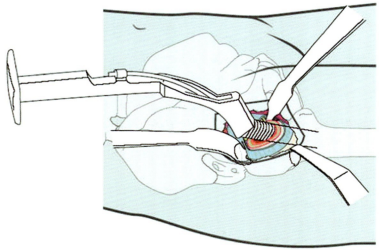

图 5.13 采用带偏心距手柄的髓腔锉，逐步扩大股骨髓腔到模板测量的尺寸，注意尽可能偏外侧扩髓，以免股骨假体内翻位植入

结　果

在一年内，128 例患者采用微创前方入路施行了 141 例全髋关节置换术。13 例患者（10%）施行了分期的双侧髋关节置换，手术间隔时间超过 6 周。其中 84 例为女性患者、57 例为男性患者，平均年龄 68 岁（27~90 岁）。骨水泥和压配型股骨假体均有使用，其中骨水泥型假体 26 例，压配型假体 115 例。平均手术时间为 75 分钟，失血量（包括术后引流量）约 600 ml。在 Schulthess 诊所，采用本微创手术的住院天数为 2.8 天，而不采用本入路的患者住院天数为 6 天。总共有 3 例出现并发症，1 例脱位（0.7%），

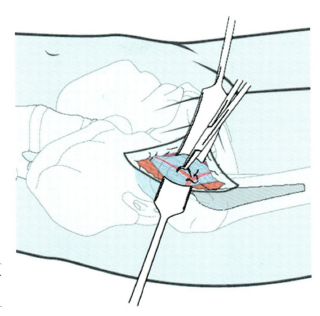

图 5.14 关闭剩余的关节囊，连续缝合阔筋膜张肌，间断缝合皮下组织

2 例行翻修术（1.4%），其中 1 例患者从站立高度跌倒，导致骨盆骨折、髋臼假体松动；另 1 例是继发于髋臼假体前方撞击的髂腰肌疼痛。

141 例髋关节的外展角为 44.4°±3.87°（33°~55°），中位数为 44°。前倾角为 22.3°±7.29°（1°~35°），中位数为 23°。20 例患者有异位骨化形成，其中 18 例为 I 型（小于 1 cm 的骨化），2 例为 II 型（骨化大于 1 cm），没有 III 型或 IV 型异位骨化，上述患者仅在 X 线片上显示有异位骨化，没有临床上的相关症状。

讨 论

采用髋关节直接前方入路进行髋关节置换已经超过 50 年，近年来又用于微创手术入路。该入路吸引之处是经阔筋膜张肌和缝匠肌的肌肉间隙进行手术，而相对应的后方入路或者前外侧入路是经肌肉进行手术。后方入路可以改善显露、不需要施行 Charnely 提倡的大转子截骨入路。但是后方入路会增加脱位发生率。为降低高的脱位率，出现了改良 Hardinge 入路，不破坏后方结构，而是将前 2/3 的臀中肌以及臀小肌从大转子上剥离。但是该入路可能会出现持续的跛行和外展肌乏力。为避免上述的问题，有些医师开始采用直接前方入路。另外，随着微创全髋关节置换术的兴起，直接前方入路可以提供最直接的髋关节手术入路，而不经任何的肌肉组织，将对臀小肌的损伤减到最小。

当微创手术的优势得以确立后，现在有越来越多的研究比较不同的微创入路。Nataka 比较了微创后路手术与微创前路手术的早期临床结果，认为术后 2 个月时采用微创前路手术的患者的行走能力较好，而且这些患者比采用微创后路手术的患者早出院 8 天。近期的研究表明，等待髋关节置换的患者更愿意找寻具有进行微创技术并保留正常解剖组织的手术医师，患者普遍认为 6 个月的手术恢复期太长，他们希望能够尽早恢复正常的功能。尽管上述两个研究的病例数不多，但是这些研究还是反映了当今时代患者的期望。微创前路髋关节置换术保留了肌肉组织同时还可以恰当安放假体，能够满足患者的需求。

结　论

微创前方入路是全髋关节置换术有效技术，具有充分的显露以及允许假体恰当安放。与其他手术入路相比，它是一种保留肌肉的入路。没有肌肉或者肌腱需要切断，并将外展肌的损伤减到最小，使得患者能够术后早期活动。许多作者认为本手术技术需要采用特殊的骨科手术床，但是，即使采用常规手术床，本微创手术入路同样能取得安全有效的疗效结果。

参考文献

［1］ Berger RA (2004) Mini-incision total hip replacement using an anterolateral approach: technique and results. Orthop Clin North Am 35:143–151.

［2］ Berry DJ (2005) "Minimally invasive" total hip arthroplasty. J Bone Joint Surg Am 87: 699–700.

［3］ Ciminiello M et al (2006) Total hip arthroplasty: is small incision better? J Arthroplasty 21:484–488.

［4］ Kennon RE et al (2003) Total hip arthroplasty through a minimally invasive anterior surgical approach. J Bone Joint Surg Am 85-A(Suppl 4):39–48.

［5］ Dorr LD et al (2007) Early pain relief and function after posterior minimally invasive and conventional total hip arthroplasty. A prospective, randomized, blinded study. J Bone Joint Surg Am 89:1153–1160.

［6］ Duwelius PJ, Dorr LD (2008) Minimally invasive total hip arthroplasty: an overview of the results. Instr Course Lect 57:215–222.

［7］ Berger RA (2003) Total hip arthroplasty using the minimally invasive two-incision approach. Clin Orthop Relat Res 417:232–241.

［8］ Nakamura S et al (2004) Mini-incision posterior approach for total hip arthroplasty. Int Orthop

28:214–217.

[9] Smith-Petersen MN (1949) Approach to and exposure of the hip joint for mold arthroplasty. J Bone Joint Surg Am 31A:40–46.

[10] Judet J, Judet R (1950) The use of an artificial femoral head for arthroplasty of the hip joint. J Bone Joint Surg Br 32-B:166–173.

[11] Dosanjh S et al (2009) The final straw: a qualitative study to explore patient decisions to undergo total hip arthroplasty. Arch Orthop Trauma Surg 129(6):719–727.

[12] Paillard P (2007) Hip replacement by a minimal anterior approach. Int Orthop 31(Suppl 1): S13–S15.

[13] Meneghini RM et al (2006) Muscle damage during MIS total hip arthroplasty: Smith-Petersen versus posterior approach. Clin Orthop Relat Res 453:293–298.

[14] Matta JM et al (2005) Single-incision anterior approach for total hip arthroplasty on an orthopaedic table. Clin Orthop Relat Res 441:115–124.

[15] Laude F (2006) Total hip arthroplasty through an anterior Hueter minimally invasive approach. Interact Surg 1:5–11.

[16] Nakata K et al (2008) A clinical comparative study of the direct anterior with mini-posterior approach two consecutive series. J Arthroplasty 426:698–704.

[17] Siguier T et al (2004) Mini-incision anterior approach does not increase dislocation rate: a study of 1037 total hip replacements. Clin Orthop Relat Res 426:164–173.

[18] Woo RY, Morrey BF (1982) Dislocations after total hip arthroplasty. J Bone Joint Surg Am 64:1295–1306.

[19] Brooker AF et al (1973) Ectopic ossification following total hip replacement. Incidence and a method of classification. J Bone Joint Surg Am 55:1629–1632.

[20] Rachbauer F (2006) Minimally invasive total hip arthroplasty. Anterior approach. Orthopade 35:723–724, 726–729.

第六章

仰卧位 Watson Jones 前外侧入路的全髋关节置换术

Pierre Henky

■

本章提要

本文描述了采用仰卧位改良 Watson Jones 入路进行全髋关节置换术的非侵袭性手术技术。本技术的独创性在于手术切口的位置以及特殊设计的髓腔锉。仰卧位的益处是简单可靠的髋臼杯定位标志。但是，缺点在于处理股骨比较困难。我们采用特殊设计的两部分髓腔锉。

术后的脱位率很低，髋臼杯位置良好。本入路的主要并发症是大转子骨折 (0.5%)，大部分发生在髋内翻患者，还有 2 例采用打压髋臼杯的髋臼骨折 (0.2%)，有 3% 的股骨假体内翻。

关键词

前外侧入路；Watson Jones 仰卧位；非侵袭性手术技术

1936 年，Reginald Watson Jones 首次采用 1894 年 Sayre 描述的经臀中肌与阔筋膜张肌间隙的前外侧入路进行髋关节手术。

在被经臀肌入路（Hardinge）取代以前，该经典的全髋关节置换术入路使用了许多年。因为该入路对臀中肌的损伤较小，所以近年来又逐渐兴起。

本文旨在描述仰卧位 Watson Jones 入路的手术技术，以及该入路的益处、并发症、手术指征和禁忌证。

仰卧位手术技术

术前计划很重要，尤其是股骨侧的准备。要明确股骨颈的截骨部位和方向，了解截骨部位与股骨距的距离、颈干角等，以确保股骨假体在中立位或者轻度外翻位植入。股骨颈内缘与股骨假体的距离可以作为股骨假体安放位置的导向标志，尤其是在用骨水泥假体（比如 Exeter 或者 Kerboull 假体）时。

仰卧位时的患者体位摆放比较容易，手术侧的臀部少许外露出手术床边缘（图 6.1）。

经典的手术切口是略微向前开口的弧形切口，起于髂前上棘下 2~3 cm，向大转子方向延伸，然后转向与股骨干平行（图 6.1）。

我们采用反向切口，即开口向下。切口起于大转子顶端的后上 3~4 cm，延伸至大转子顶端，然后平行于股骨干，止于大转子远端 3 cm。该改良入路由 Burwell 和 Dan 发明，优势是减少了切口长度，比较容易找到臀中肌与阔筋膜张肌的肌间隔。

沿皮肤切口切开皮下组织和深筋膜，然后将手指伸入臀中肌和阔筋膜张肌的肌间隙，分离上述肌肉，显露关节囊（图 6.2）。

小 Hohmann 拉钩置于髋臼前缘，以及股骨颈两侧，显露关节囊（图 6.3）。旋股外侧动脉分支止血后，切开关节囊直至髋臼缘。阔筋膜张肌的血管束在髂嵴下 3 cm 通过，如果切口向近端延伸过多，有损伤血管束的风险。

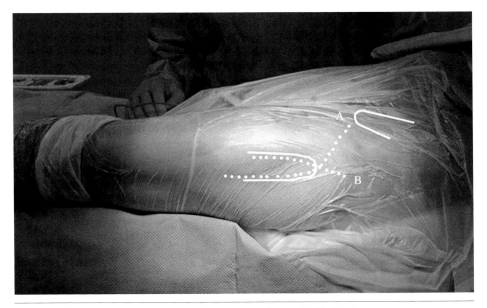

图 6.1　A. Watson Jones 切口；B. 改良切口

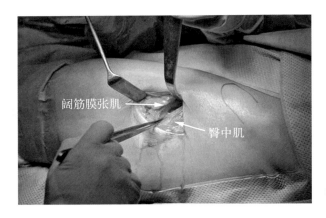

图 6.2 臀中肌与阔筋膜张肌间隙（TFL）

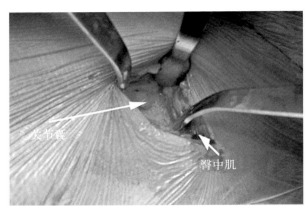

图 6.3 关节囊显露

H 形打开或者简单地切除前方关节囊，可以清晰显露股骨头以及股骨颈，股骨颈做两次截骨，用取头器将股骨头取出。与先脱位再截骨相比较，我们比较倾向用本技术，因为本技术可以减少因过度牵拉损伤臀上神经的风险（图 6.4）。

首先在转子间线的远端截骨，注意不要损伤大转子尖端，股骨颈近端也不要残留碎骨块，以免妨碍随后的股骨操作。

第 2 次截骨尽可能贴近髋臼，切下来的骨块用弯 Muller 骨刀取出。

股骨暴露的先决条件是关节囊的松解。用一把薄的 Langenbeck 拉钩拉开股外侧肌，清晰地看到内侧关节囊以及髂股韧带，然后下肢轻度内收，放松髂股韧带，逐步松解直到后关节囊。如果需要，后关节囊也可以切除，不会影响稳定性。至此，可以很容易触摸到股骨距，然后根据术前计划做最终的股骨颈截骨。

用 3 把 Hohmann 拉钩将髋臼完全显露，第 1 把位于髋臼上缘，正对股骨颈，第 2 把置于髋臼前方，第 3 把双弯拉钩置于髋臼后方，将股骨置于轻度内收位。轻轻牵拉下肢有助于拉钩的安放（图 6.5）。

仰卧位的优势在于处理髋臼时可以采用一个简单可靠的标志：手术床沿。术者只

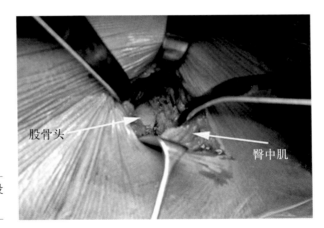

图 6.4 切开关节囊，显露股骨头和股骨颈

股骨头

臀中肌

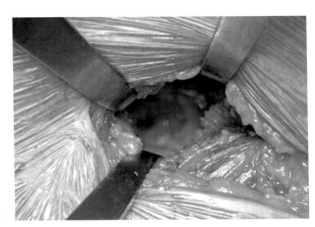

图 6.5 用 3 把拉钩显露髋臼

需按照手术床沿倾斜 40°、前倾 15°~20°，即可获得正确的髋臼定位，无论是在打磨髋臼还是在安放髋臼杯时（图 6.6）。髋臼杯可以是骨水泥型的，或者是压配型的。

仰卧位股骨侧手术耗时较长。患侧下肢屈曲内收外旋，膝关节屈曲 90°，小腿水平置于对侧肢体，根据股骨颈截骨决定股骨前倾角。同时，双下肢与手术床一起放下，低于骨盆（图 6.6）。这样有助于股骨的显露和准备（图 6.7）。

松解剩余的上方关节囊，将一把小 Hohmann 拉钩置于臀中肌和臀小肌之间，显露大转子顶端。注意不要用力下拉该拉钩，不然容易损伤臀中肌前方的肌纤维。拉钩一定要放在外侧，这样在处理股骨时不至于损伤前方臀中肌（图 6.8）。暴露股骨颈截骨部位，时难时易，这主要取决于患者的体形、颈干角的大小、假体植入的位置，以及臀中肌肌纤维的多少。

我们采用特殊的工具来处理股骨，股骨髓腔锉由两部分组成，可以绕过臀中肌（图 6.9、6.10）。

髓腔锉的近端以内翻位放入股骨，然后髓腔锉剩余部分外翻位绕过臀中肌前方肌纤维。等髓腔锉近端粗糙部分进入髓腔后，髓腔锉变细、变光滑，可以接触而不损伤臀中肌（图 6.11）。少量的臀中肌损伤还可以耐受（图 6.12），但是超过一定程度，必定会引起不可逆的跛行。

股骨髓腔准备完毕后，安装试样假体，复位，仰卧位测量下肢长度，必要时调整

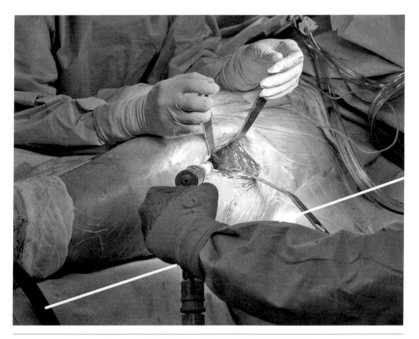

图 6.6　显示髋臼磨与手术床沿的位置

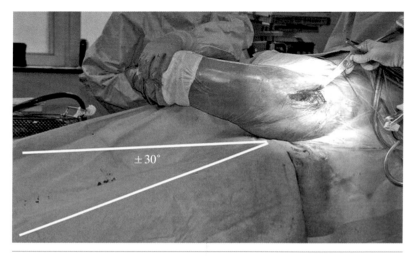

图 6.7　将手术床远端放低，手术侧肢体下垂以便股骨侧准备

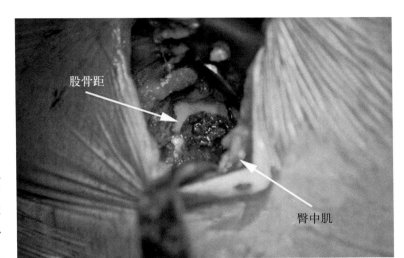

图 6.8 显露股骨颈截骨部位，注意外侧拉钩置于大转子的顶端，避免损伤臀中肌的前方部分

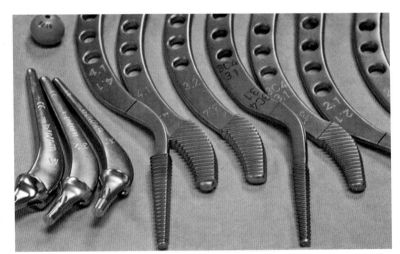

图 6.9 特殊的两部分股骨髓腔锉

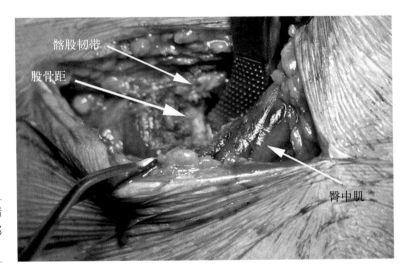

图 6.10 髓腔锉的近端先内翻后外翻，光滑部分接触臀中肌

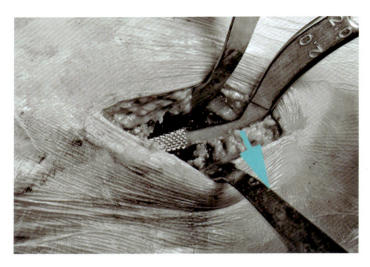

图 6.11　髓腔锉的远端进入股骨髓腔的近端，然后打入髓腔，准备股骨髓腔远端。髓腔锉的光滑部分接触臀中肌（蓝色箭头）

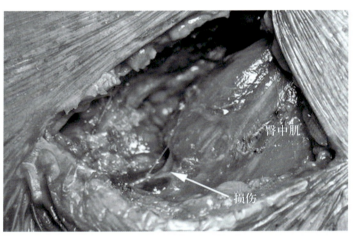

图 6.12　本技术用于肥大、垂直走向的臀中肌患者，少量臀中肌损伤可以耐受

股骨颈截骨部位或股骨假体的颈长。

优　点

本入路的主要优势是术后的稳定性。回顾我们最初的 700 例病例，有 1 例神经源性的外侧脱位，该病例采用的是 28 mm 钴铬合金金属头。该脱位率明显低于文献报道的 1%~5% 的脱位率。Dennis 仔细分析了脱位的原因，证实了前方入路的脱位发生率低。我们进一步区分，发现采用经臀中肌入路的脱位率为 1.3%，这个可以归因于保留了臀中肌，以及仰卧位精准的假体植入。

我们还发现，术后静脉炎的发生率很低，术后 6 周静脉炎发生率为 0.29%（2/700），没有血栓形成。这些临床数据可能有低估，但还是明显低于我们观察到的经臀肌入路的术后静脉炎发生率。

采用本入路的患者下地行走恢复非常快，通常术后 3 天允许不扶拐行走。

据文献报道，与经臀肌入路相比，臀神经损伤率也比较低。我们发现，经臀肌入路患者有时有 3 个月左右的跛行，采用本入路则没有发生。

回顾性分析经臀肌入路 99 例与本 Watson Jones 入路 97 例共 2 组病例，他们的年龄、BMI 和手术指征相似，出血量没有明显区别。按照 Rosencher 等的标准，经臀肌入路的总失血量为 1 353 ml，改良的 Watson Jones 入路的失血量为 1 333 ml（Rosencher 研究的平均失血量为 1 944 ml）。在相同的研究中，我们发现采用 Watson Jones 入路患者，术后直接回家的比例明显增加（74% vs 52%），住院时间缩短（8.9 天 vs 13 天）。在法国，在 2004 年患相同疾病患者的平均住院时间是 13.8 天。

切口可以缩短到 8~10 cm 而不至于产生很大风险，尽管我们认为减少手术瘢痕与术后的康复、疼痛等没有关联，仅与麻醉有关，适用于简单病例。

最后，如果臀中肌太发达、股骨处理有风险时，本入路可以很容易改变成 Bauer 或者 Thomine 入路。

缺 点

大转子骨折的发生率为 0.5%（4/700），大转子骨折被认为是本入路并发症的原因是，在处理股骨时，会增加附着于大转子上的臀中肌张力。这类骨折常发生于短颈的髋内翻患者。因此，刚开始采用本技术时，这类患者不适合。

因为有臀中肌的阻碍，所以有内翻位以及过度前倾植入股骨假体的倾向。在随机选择的 130 例病例中，我们发现采用 Kerboull 型假体的患者，内翻超过 3°的比例为 3.9%，与文献报道的相一致。因此在准备股骨以前，绝对需要良好的显露，小腿置于恰当的低位。不会有骨水泥技术困难，我们仅在本技术开始使用阶段有一例骨水泥填充不足引发的早期松动。而且，Kerboull 型假体并不需要均匀的骨水泥壳，因为它们能自行适应股骨干的形态。

在髋臼侧的定位没有任何问题，平均外展角为 41.7°（32°~50°）。有 2 例采用压配型髋臼的患者发生髋臼骨折（0.3%），都是合并严重骨质疏松的女性患者。

前倾角过大的倾向同样存在，我们必须要注意，尤其在采用金属对金属或者陶瓷对陶瓷假体时，不然会导致灾难性后果。我们从不采用特殊的打击器或髋臼磨。

假体周围异位骨化在前方入路的手术中比较常见。我们认为该并发症不会产生大的问题，可能是因为术后采用 1 周的非甾体消炎药和术中保护肌肉的特殊髓腔锉。短期使用消炎药作用不大。我们没有 Brooker 分级的 3 级或 4 级异位骨化。

最终，我们没有发现神经学方面的并发症。

Watson Jones 入路的限制和手术指征

本入路因为是通过肌间隙进行操作，因而对肌肉和神经结构而言是微创手术，仅有的风险是支配阔筋膜张肌的神经出现损伤。

本入路可以提供优秀的髋臼显露，允许一些简单的操作，比如髋臼缘骨赘切除、髋臼发育不良的髋臼壁植骨修补等。但是由于本入路很难到达髂翼，在治疗中度或者高位先天性髋关节脱位患者时比较困难。此外，髋臼顶或者髋臼前壁没有恰当重建的话，很容易继发移位。

在股骨侧，本入路适用于大部分病例，除了股骨曲度大的髓内翻患者，因为大转子顶部骨折风险较大。在刚开始本入路时，有些病例不建议使用。然而，Watson Jones 入路很容易向远端延伸，允许股骨侧的操作，诸如钢丝环扎等。但是，本入路不能用于继发性松动病例，因为取出骨水泥很困难，股骨不容易对线，易引起骨皮质穿孔。在股骨近端，臀中肌与阔筋膜张肌之间，采用长的外侧翻转肌瓣进行松解，可以保护臀中肌。

仰卧位 Watson Jones 入路符合正常解剖，对肌肉、神经的侵袭少。与 Hueter 入路相比，如果臀中肌得到很好保护，术后康复很快。本入路适合所有标准的全髋关节置换术，但是不适合高位脱位患者。仰卧位使得假体安放精准、容易测量肢体长度。采用为本入路特殊设计的髓腔锉、仰卧位手术，为我们的日常工作带来极大的便利。

参考文献

[1] Berger RA, Jacobs JJ, Meneghini RM, Della Valle C, Paprosky W, Rosenberg AG (2004) Rapid rehabilitation and recovery with minimally invasive total hip arthroplasty. Clin Orthop Relat Res (429):239–247.

[2] Bertin KC, Rottinger H (2004) Anterolateral mini-incision hip replacement surgery: a modified Watson-Jones approach. Clin Orthop Relat Res (429):248–255.

[3] Burwell HN, Dan S (1954) A lateral intermuscular approach to the hip joint for replacement of the femoral head by a prosthesis. J Bone Joint Surg Br 36B(1):104–108.

[4] Debi R, Bar-Ziv Y, Efrati S, Cohen N, Kardosh R, Halperin N, Segal D (2006) Does minimal invasive THR surgery using the anterolateral approach is the way to go? J Bone Joint Surg Br

88-B(Suppl II):338.

[5] Dennis D (1998) Review article dislocation following total hip arthroplasty: etiology and management. J Orthop Surg 6:83–93.

[6] Eksioglu F, Uslu M, Gudemez E, Atik OS, Tekdemir I (2003) Reliability of the safe area for the superior gluteal nerve. Clin Orthop 412:111–116.

[7] Henky P (2004) Utilisation d'une voie antéro externe modifiée originale dans le cadre de la chirurgie mini invasive des prothèses totales de hanche. 48ème réunion anuelle et 14ème congrès européen de la SOTEST. Besançon.

[8] Kerboull Luc, Hamadouche M, Courpied JP, Kerboull M (2004) Long-term results of Charnley-Kerboull hip arthroplasty in patients younger than 50 years [section I symposium]. Clin Orthop Relat Res (418):112–118.

[9] Ramesh M, O'Byrne JM, McCarthy N et al (1996) Damage to the superior gluteal nerve after the Hardinge approach to the hip. J Bone Joint Surg Br 78:903–906.

[10] Rosencher N, Kerkkamp HE, Macheras G, Munuera LM, Menichella G, Barton DM, Cremers S, Abraham IL, OSTHEO Investigation (2003) Orthopedic Surgery Transfusion Hemoglobin European Overview (OSTHEO) study: blood management in elective knee and hip arthroplasty in Europe. Transfusion 43(4):459–469.

[11] Sanghrajka A, Mannan K, Caruana J, Higgs D, Blunn GW, Briggs TW (2007) Analysis of cement mantle in relation to surgical approach. J Bone Joint Surg Br 88-B(Suppl III):401.

[12] Sehat K, Evans R, Newman JH (2001) How much blood is really lost in total knee and hip arthroplasty? European Federation of National Associations of Orthopaedics and Traumatology: Rhodes, Greece – June 1–7: Free Papers: HIP: THR – Technical Aspects II.

[13] Siebenrock KA, Rosler KM, Gonzalez E, Ganz R (2000) Intraoperative electromyography of the superior gluteal nerve during lateral approach to the hip for arthroplasty: a prospective study of 12 patients. J Arthroplasty 15:867–870.

[14] Siguier T, Siguier M, Brumpt B (2004) Mini-incision anterior approach does not increase dislocation rate: a study of 1037 total hip replacements. Clin Orthop Relat Res (426): 164–173.

[15] Siret P, Turpin F, Lambotte JC, Langlais F (1999) Bilan tdm et dynamometrique des muscles gluteaux apres hemimyotomie anterieure (13 cas). CTS and dynanometric evaluation of gluteal muscles after an anterior hemimyotomy approach (review of 13 cases). Revue de chirurgie orthopédique 85:520–525.

[16] Thomine JM, Duparc F, Dujardin F, Biga N (2003) Abord transglutéal de hanche par hémimyotomie antérieure du gluteus medius, voie de Thomine. Les Annales Orthopédiques de l'Ouest. 35:45–46.

[17] Van Der Heide HJ, Koorevaar RT, Schreurs BW (1999) Indomethacin for 3 days is not effective as prophylaxis for heterotopic ossification after primary total hip arthroplasty. J Arthroplasty 14:796–799.

[18] Vastel L (2005) les ossifications péri prothétiques, la complication (un peu trop?) oubliée. Maîtrise Orthopédique 143:181.

[19] Watson JR (1936) Fractures of the neck of the femur. Br J Surg 23:787.

第七章

经转子入路的髋关节置换术

Luc Kerboull, Moussa Hamadouche, and Marcel Kerboull

本章导言

在全髋关节置换术中，大转子截骨曾经是常规术式，现在则通常仅用于较困难的初次置换和翻修病例。关于转子截骨和转子骨块的再附着有各种各样的方法，在此描述我们的特殊技术，包括它的优点和缺点。对于存在髋关节强直和融合、髋臼内陷、股骨近端畸形、外展肌无力的患者，在初次全髋关节置换术中进行大转子截骨来加强术野的暴露是必要的。在髋关节翻修术中，大转子截骨使得固定良好的股骨组件较容易取出，同时也增加了髋关节的暴露。在所有情况下，大转子截骨都有助于保留髋关节周围的肌肉和重建人工髋关节的几何结构，这是防止髋关节脱位的最好方法。

关键词

髋关节入路；大转子截骨；全髋关节置换

行大转子截骨的髋关节外侧入路是非常古老的入路，由 Leopold Ollier 在 130 年前第一次提出。起初，这项技术仅被很少外科医师在髋融合术中使用。

20 世纪 60 年代早期，Charnley 因为两个因素决定把该入路作为全髋关节置换术常规入路。第一，他希望髋关节有良好的暴露以确保假体位置安放正确。第二，他希望术中有可能改善外展肌功能，而这可以通过将大转子向外侧和远端移位再固定来实现。

随后，在最初大转子截骨技术基础上出现了许多改良术式。患者在手术台上的体位可以是仰卧也可是侧卧位。各种皮肤切口诸如 U 形、三向放射形或者直接的外侧切口都曾被使用。大转子截骨可以分为单平面或者双平面的截骨。一些学者建议保留大转子和股外侧肌的连续性，这样可以防止大转子骨块向近端移位，同时保留旋股外侧动脉滋养大转子的分支。为了避免传统截骨术的并发症，有人曾经提出大转子前部移行截骨加上臀中肌前份劈开术，这是一个很好的替代方法。可以使用各种工具如线锯、摆锯或骨凿进行截骨，也有非常多的技术和装置被用于大转子的重新固定。

尽管 2013 年以来大部分骨科医师已经放弃了经大转子入路，但我们仍然在几乎所有困难的病例中使用。在完整地描述我们的技术后，将讨论我们使用这一技术的原因。

手术技术

患者在手术台上精准和稳定地固定于侧卧位，这需要 4 个特殊支撑来固定骨盆和大腿。这些支撑必须由主刀医师亲自安放。非常重要的是检查骨盆是否固定足够牢固以避免髋关节脱位时骨盆前倾。一旦发生这种情况，骨盆将不再维持在垂直位置，当髋臼假体进行骨水泥固定时就有发生后倾的风险。同样，对侧髋关节的固定屈曲畸形可能会导致显著的脊柱前凸，也可能导致臼杯位置安放不正确。

以大转子为中心做皮肤直切口或沿着臀大肌纤维的走向做向后方轻微弧形的皮肤切口。切口不能过度前移，因为在髋关节脱位之后过度前移的切口后缘会部分遮挡髋臼的位置。打开肌筋膜，劈开臀大肌，暴露大转子区域，如果有炎性滑囊炎，应予以切除。探查臀中肌的前缘和股外侧肌间隙，插入牵开器。在大转子的后方暴露股方肌的附着点。如果坐骨神经存在术中损伤风险，例如术前有脱位的髋关节，术中需要向远端牵拉复位或者术前髋关节固定于外旋位，则要暴露坐骨神经。但是，如果术者确认坐骨神经会远离手术区域则没有必要暴露它。

暴露大转子和探查坐骨神经的位置后，用宽骨凿将转子切断。通过松解股外侧肌近端部分暴露股外侧肌结节，骨凿的起始位置位于股外侧肌结节下方 1 cm。骨凿倾斜朝向股骨颈上端的基底部。在前方切断股外侧肌和臀小肌之间的骨皮质，在后方仅仅切断股方肌上方的皮质（图 7.1），这样除了股方肌以外所有的臀中肌和臀小肌以及外旋肌群都保持附着于切断的大转子上。

截骨的时候最好保持截骨面平整，这样可以在复位时使大转子位于最佳位置，以重建外展外旋肌群的平衡，并在必要时改进外展肌的力臂。

用拉钩向近端牵开大转子，同时用手术刀从关节囊上剥离臀小肌纤维（图 7.2）。用 2 个或 3 个钉子把大转子连同附着于其上的肌肉固定在髋臼的后上缘，偏后方固定是由于闭孔外肌太短而无法将大转子骨块固定于正上方。

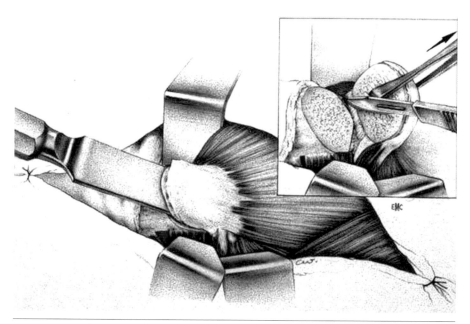

图 7.1　用一把骨刀进行截骨，方向为在后侧沿股方肌止点，在前侧沿臀小肌下股外侧肌止点进行

　　然后就很容易且很清晰地暴露出关节囊，在前方稍微分离髂腰肌纤维，在后方分离出外旋短肌肌腱并用拉钩牵开保护。

　　关节囊分前后两部分切除。首先在股骨内旋位下切除关节囊的后半部分，然后将股骨外旋，从关节线至转子间线切除关节囊的前半部分。将股骨内收跨于对侧并外旋使髋关节脱位，保持膝关节屈曲以减少对坐骨神经的牵拉。用一把拉钩置于转子后下方撬起股骨近端，根据术前计划切断股骨颈。如果必要的话，可以通过改变固定大转子钉子位置，以及在切除髋臼横韧带后在髋臼下缘插入一个尖齿拉钩来改善髋臼的暴露，然后完成髋臼和股骨干的准备工作。

大转子再固定

　　要得到牢固固定，需要使用 12 号不锈钢钢丝或对强壮和体重较重患者使用 14 号不锈钢钢丝。这些钢丝必须在张力作用下至少有 50% 延长性能，从而保证不同的钢丝间的张力平衡。

　　在安放股骨组件之前，在转子截骨面至少 2 cm 下的骨皮质上钻孔，便于可能需要的大转子远侧移位固定。将 3 根钢丝由此孔垂直穿入髓腔，向上经过股骨颈穿出，

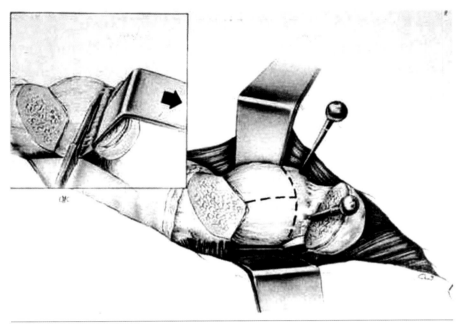

图 7.2　将臀中肌从关节囊上分离，并且将大转子向后上方牵拉

1 根在前，2 根在后。将钢丝在股骨髓腔中恰当排列，通过一前一后 2 个骨槽将钢丝稳定在股骨颈中间部分。股骨组件植入后，再用 1 根钢丝绕过股骨颈或小转子下横向缠绕固定。

　　复位髋关节后，用抓持器将大转子往下拉以评估其最佳位置（图 7.3）。如果大转子可以向远端牵拉超过原来位置，则意味着需要将大转子下移和外移以恢复适当的臀中肌张力并增加它的力臂。在这种情况下，使用摆锯在股骨的外侧皮质上行一小三角形截骨。然后将钢丝在紧贴外展肌附着点处穿出大转子，向远端拉紧钢丝并在转子截骨面下用收紧器收紧固定。重要的是要使每根钢丝都有相同且足够强度的张力以确保大转子牢固附着在骨床上。最后用一根横向钢丝在臀中肌前方横向环绕大转子并拧紧。剪断缠绕好的钢丝接头，将断头折向骨面并位于股外侧肌结节下方，表面肌腱缝合起来将其覆盖。横向环绕钢丝接头也要折弯并敲进大转子的外侧皮质以避免与软组织的任何撞击。

经转子入路的优势

　　在每例手术中，经转子入路都能同时获得髋臼侧和股骨侧的良好暴露。这种暴露

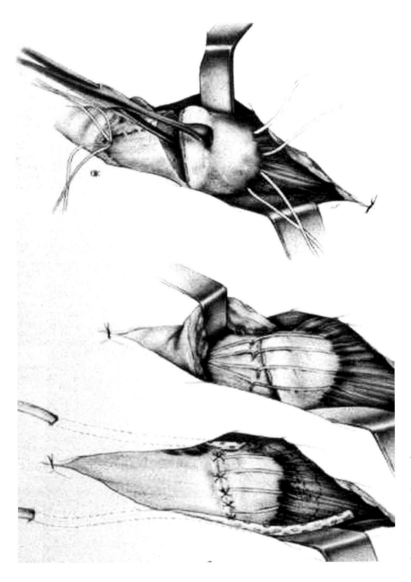

图 7.3 向下牵拉大转子，评估外展肌张力。钢丝越过转子并分布其表面。最后，以相等的张力拧紧钢丝

利于安全、准确、方向一致地放置假体，并能彻底地清除周边骨赘，避免髋关节撞击。此外，该入路能保留关节周围肌肉，特别是保留了防止人工髋关节后脱位中起主要作用的外旋肌群的完整性。这一入路保留了肌肉完整和平衡，保证了假体正确位置，这些优势一起降低髋关节术后脱位的风险。这解释了为何即使我们使用 22 mm 直径的股骨头，术后脱位率仍很低：初次 THA 为 0.1%，翻修 THA 为 1.5%。另外重要的是，该入路能快速恢复旋转中心、下肢长度以及外展肌力臂，因此能促进人工关节几何形态的重建。

　　在一些困难的初次 THA 中，譬如关节强直或融合、髋臼内陷、股骨近端畸形，特别是髋内翻畸形，还有严重髋关节发育不良和外展肌无力等，经转子入路显示在防脱位、暴露、肌平衡等方面的优势。在严重股骨近端畸形的病例中（图 7.4、7.5），该入路能通过大转子截骨重建干骺端，进而使恢复股骨正常解剖成为可能。在翻修手术中，大转子截骨也更利于髋关节的脱位，切除挛缩的软组织和影响暴露的瘢痕组织，以及

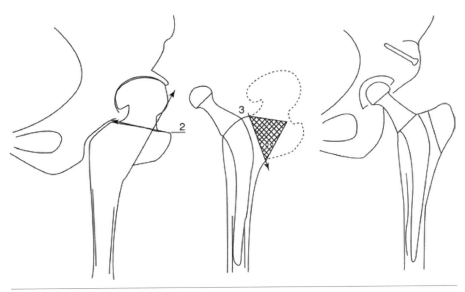

图 7.4　全髋关节置换术中，近端股骨截骨后重建

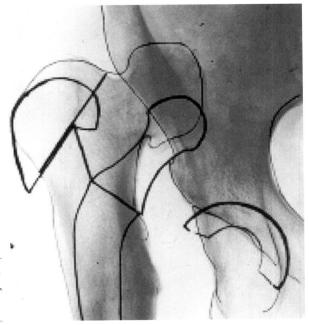

图 7.5　Crowe 4 型脱位，全髋关节置换中近端股骨重建

原假体和骨水泥的移除。同时，该入路有利于新假体的植入，特别是当髋臼侧和股骨侧均需要广泛重建时。

但是在翻修手术中，转子骨块与骨床之间的接触面可能很窄，且缺少或仅有质量差的骨松质。在这种情况下，骨愈合会非常缓慢，在环扎钢丝外增加转子爪钢板以加强固定会更加安全（图7.6）。我们也用转子爪钢板来治疗转子截骨后不愈合。如果骨床上进行自体或异体骨移植，效果会更好。

缺点和并发症

经转子入路仅有其独特的 3 个缺陷：
- 出血会轻微增多。

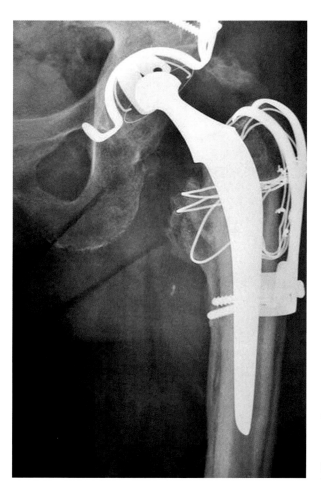

图 7.6　股骨翻修术中使用双鞘技术，即利用钢丝和转子爪获得更稳定、更坚强的固定

• 手术时间会延长 15 分钟。

• 术后 6 周必须保持部分负重直到转子愈合，医师必须根据影像片表现来指导锻炼。在 X 线片确认转子骨愈合前，不允许患者做对抗重力的外展锻炼。愈合后，患者可开始拄单拐行走。

其他缺点则归咎于技术失误：糟糕的手术技术，通常是在转子截骨及再固定时；以及使用劣质或易断的钢丝。直径在 1.2~1.4 mm 并有很好柔韧度的不锈钢丝是合适的（常规拉伸试验中伸展失败范围需在 100% 左右）。

经转子入路是相对较难的技术，需要长时间的训练。一旦熟练掌握，诸如转子部疼痛、滑囊炎和转子不愈合等并发症将会相当少见。

如果将钢丝弯折处剪断并埋于肌肉之下，滑囊炎几乎不会发生。一位熟练的手术医师，初次 THA 的骨不愈合率可降至 0.1%，翻修 THA 为 1%（个人数据）。在一组由高年资和年轻手术医师完成的 THA 中，骨不愈合率达 3%。

与 Charnley 过去所说的不同，3 周内转子间愈合无法在无任何限制措施下达到。必须要 6 周才能达到骨性愈合，对初次手术患者完全负重活动至少应推迟至 6 周后，翻修手术的患者则相应延长。

讨 论

这里有 3 个问题需要讨论：现在是否还有行经转子入路的适应证？哪种转子截骨方式最好？什么是最安全的转子复位固定技术？

以我们的经验来看，经转子入路仍然是正确置入假体以及任何疾病情况中恢复髋关节结构最安全、最有效的方法。尽管这已有数据证实，但在全世界该入路还是逐渐被遗弃，究其原因非常有意思。一些报道显示的高骨不连发生率是主要原因。根据我们的经验，骨不连的发生主要是由于糟糕的手术技术或部分负重期患者没有遵从医嘱的关系。实际上，良好的外科技术的学习和完善的医嘱执行完全可以避免以上原因。该入路不被广泛应用的另一原因在于，THA 已经认为是简单手术，患者也由此想要快速康复。所以，大多数初次 THA 和许多翻修手术中没有做大转子截骨。但对于手术医师而言，不做转子截骨的好处有很多：出血和手术时间都减少了，骨不连不会发生，钢丝钢缆也不再需要。髋关节是容错率很高的关节，即使术中一些肌肉损伤或者关节结构重塑不是很好，THA 术后早期效果也往往很好。只要患者疼痛缓解，能够下地走路，患者本人和医师都高兴。同时，我们发现在围绕髋关节置换的争论中，术后脱位仍是手术医师最为关注的问题之一。许多医师通过改进假体设计，如双动臼杯或大直径股骨头以期解决这个问题。我们敢打赌他们使用新的假体必定遇到新的问题，正如自 20 世纪 40 年代以来骨科发展历史中经常见到的一样。我们仍坚信，防止脱位的最好办法就是能保留所有肌肉和恢复髋关节结构。根据这些原则，我们仍然在每一例复杂病例以及能够遵从部分负重医嘱的常规患者中使用经转子入路。一些作者认为，有选择地在一些复杂初次置换或翻修手术中行大转子截骨有显著优势，而且在少数情况下，大转子截骨是必需的。于是，他们只在很少的而且复杂的病例中使用该入路，由于没有在常规手术中训练使用该技术，他们出现了更多并发症。这就是为何我们建议那些想学习该技术的医师从简单病例中练起，并一定要使用优质的工具切割和修复大转子。

　　第二个问题是如何选择最好的转子截骨方式。事实上，部分转子截骨，不论是前部或后部截骨，均是经肌肉入路，不在此讨论之列。此入路暴露不够充分，并且不可能改变肌肉附着点位置，从而调节肌肉张力。对于真正的经转子入路来说，需要在单平面还是双平面截骨中选择。双平面截骨从理论上讲，为转子骨块复位固定提供了更好的稳定性，增加了接触面积，利于骨愈合，但它还是弊大于利。首先，它不允许调节转子的位置，其次在尖端水平有转子骨折的风险。由于以上原因，我们通常选择单平面截骨。

　　最后的问题是谈选择转子再连接最安全的方式。许多技术和工具曾经被应用过。重要的是我们要理解大转子很脆弱，又要承受重要肌群的牵拉。固定技术既要抵抗来自前方和近端的牵张力，同时还要保护大转子骨质。好几种技术曾经被谈到过，由于转子外侧皮质的把持力很弱，这种情况下使用螺钉固定并不合适，使用一根钢丝固定的技术，好像只有 Harris 成功过。但这并不安全，已经证实钢丝在断裂后会引起聚乙烯磨损，更麻烦的是术中很难收紧。对我们来说，不锈钢丝仍是最好的选择。我们通常使用 3 根纵行钢丝和 1 根横行钢丝。这 4 根钢丝分布在转子表面，抵消肌肉牵拉而不至于损坏转子。

　　结合其他入路上的经验，我们可以说，在简单的 THA 中不进行转子截骨可能也有良好的疗效，但经转子入路总是能允许更好地重建髋关节结构，而且保留所有肌肉。在复杂的置换病例中，经转子入路总是更有效、更安全。唯一的问题在于如何保证年轻医师学习和练习该入路，使他们领会其巨大的优势，然后避免其弊端。

参考文献

[1] Charnley J (1972) The long-term results of low-friction arthroplasty of the hip performed as a

primary intervention. J Bone Joint Surg Br 54:61–76.

[2] Archibeck MJ, Rosenberg AG, Berger RA, Silverton CD (2003) Trochanteric osteotomy and fixation during total hip arthroplasty. J Am Acad Orthop Surg 11:163–173.

[3] Courpied JP, Desportes G, Postel M (1991) A new trochanteric osteotomy method for a posterolateral approach (330 operations with posterior transosseous and paramuscular curved approach). Rev Chir Orthop Reparatrice Appar Mot 77:506–512. French.

[4] McGrory BJ, Bal BS, Harris WH (1996) Trochanteric osteotomy for total hip arthroplasty: six variations and indications for their use. J Am Acad Orthop Surg 4:258–267.

[5] Hersh CK, Williams RP, Trick LW, Lanctot D, Athanasiou K (1996) Comparison of the mechanical performance of trochanteric fixation devices. Clin Orthop 329:317–325.

[6] Kerboull M (1994) Arthroplastie totale de hanche par voie transtochanterienne: Editions Techniques. Encyclopedie Medico-Chirurgicale, Techniques Chirurgicales-Orthopedie-Traumatologie. Elsevier, Paris.

[7] Hamadouche M, Zniber B, Dumaine V, Kerboull M, Courpied JP (2003) Reattachment of the ununited greater trochanter following total hip arthroplasty. The use of a trochanteric claw plate. J Bone Joint Surg Am 85:1330–1337.

[8] Kerboull L, Hamadouche M, Courpied JP, Kerboull M (2004) Long-term results of Charnley-Kerboull hip arthroplasty in patients younger than 50 years. Clin Orthop 418:112–118.

[9] Nercessian OA, Newton PM, Joshi RP, Sheikh B, Eftekhar NS (1996) Trochanteric osteotomy and wire fixation: a comparison of 2 techniques. Clin Orthop 333:208–216.

[10] Wroblewski BM, Shelley P (1985) Reattachment of the greater trochanter after hip replacement. J Bone Joint Surg Br 67:736–740.

[11] Jensen NF, Harris WH (1986) A system for trochanteric osteotomy and reattachment for total hip arthroplasty with a ninety-nine percent union rate. Clin Orthop 208:174–181.

[12] Hop JD, Callaghan JJ, Olejniczak JP, Pedersen DR, Brown TD, Johnston RC (1997) The Frank Stinchfield Award. Contribution of cable debris generation to accelerated polyethylene wear. Clin Orthop 344:20–32.

第八章

改良前外侧微创髋关节入路：手术技术和 103 例病例的初步结果

Herve Hourlier

本章提要

103 例初次全髋关节置换术的患者都采用改良前外侧微创入路手术，并进行前瞻性随访来评估短期疗效。通过 ≤ 10 cm 的皮肤切口进行大转子外侧薄层截骨来实现微创软组织保护技术。沿着臀小肌的方向切开关节囊，而不是切除关节囊。前瞻性研究组患者的手术时间是 2003 年，与之相比较的是经匹配过的对照组，该组患者的手术时间是 2002 年，对照组的全髋关节置换术采用传统切口长度的外侧入路。小切口前外侧改良入路同标准入路一样安全，但术后患者恢复较快。微创入路与假体位置不良无关。

关键词

全髋关节置换术；前外侧手术入路；术后出血

引　言

微创手术与传统广泛暴露手术相比有许多优势。除了美观外，微创手术出血少、疼痛少、康复快。由于报道一致认为传统全髋关节置换术成功率非常高，因此总要采取挑剔的眼光来评估这些新的微创技术。微创全髋关节置换术目前有多种手术技术。除了一种新型的、有争议的双切口技术（需透视辅助，由 R. Berger 提出）外，还有诸多的前侧、前外侧或后侧单切口技术。采用不同微创手术入路的疗效结果也不尽相同。例如，有报道称采用后侧小切口入路手术时，假体位置安放不良。到目前为止，还没有报道显示采用前侧或前外侧小切口入路手术会出现假体位置安放不良这一结果。虽然最近的报道认为前外侧入路的切口长度减小对术后恢复没有显著影响，但是从理论上讲，前外侧入路减少切口长度应该能减少肌肉损伤和减少损伤臀上神经以及环形动脉横支的风险，上述神经血管都位于切口之内。损伤上述结构都会导致外展肌无力、延迟恢复和持久性跛行。从理论上说，采用小切口入路应该能降低上述不良后果，将神经置于安全区，减少对肌肉的损伤。

这一章描述了作者的手术技术，报道了 103 例采用改良的前外侧微创入路进行全髋关节置换术的早期术后结果。采用回顾性方法，将该结果与采用传统外侧入路切口手术的 88 例患者的术后结果进行了配对比较。

患者选择与统计方法

患者人群

从 165 例初次全髋关节置换术的患者中选择 103 例髋（102 例患者）连续入组，采用小切口全髋置换技术进行治疗，小切口是指皮肤切口 $\leq$ 10 cm。该研究的排除标准是患髋以前接受过手术治疗、创伤性关节炎、类风湿性关节炎和感染后关节炎。103 例髋的小切口手术组的手术时间是 2003 年 2 月 ~2004 年 3 月，改良的前外侧传统手术切口组（切口 15~20 cm）共 88 例髋（88 例患者），于 2002 年手术。采用同研究组相同的入选标准进行对照组回顾性配对，基线数据见表 8.1。两组在年龄、性别、体重指数、术前功能性 Postel 和 Merle d'Aubigne 评分（PMA 评分）、患者骨关节炎比例和术前血红蛋白水平没有统计学差异。但是对照组中 ASA Ⅲ 级的患者要多于研究组（表 8.1）。所有手术都使用非骨水泥型带有锥度的矩形钛柄假体（SL-Plus®, Plus Orthopedics Ltd., Rotkreuz, Switzerland）和压配固定的、带有金属基座的髋臼假体。两组的承重界面都选用氧化铝陶瓷对陶瓷界面。所有手术在全麻下同一层流手术室中由同一医师完成，并使用自体血回收装置。术后采用相同的康复计划进行康复。术后即刻允许完全负重。所有患者术后第 2 天开始行走操练，至少使用单拐 1 个月。术后 6~12 周和术后 1 年进行随访，随访包括摄片和临床检查。PMA 评分用于建立术后分级。两组都没有失访患者。

表 8.1　两组患者的基线特征

基线值	小切口组 (103 例)	标准切口组 (88 例)	P
性别（男/女）	49/54	50/38	0.205[a]
年龄（岁）	67.0±10.9	67.3±12.6	0.838[b]
原发性骨关节炎（%）	85.4%	78.4%	0.928[b]
体重指数（kg/m²）	27.2±4.1	27.9±4.4	0.272[b]
术前 PMA 分值（分）	10.0±1.4	9.6±1.6	0.206[c]

注：a. 卡方检验；b. Mann-Whitney 检验；c. Fisher 确切检验。

统计分析

数据用 Statistic 6.1 软件（StatSoft Inc., Tulsa, OK, USA）进行分析，α = 0.05。两组间比较使用 t 检验或采用 Mann-Whitney 检验对连续性变量进行统计，用 Mann-Whitney 检验对普通变量进行统计，用卡方检验和 Fisher 确切检验对定性变量进行统计。

手术技术

患者体位

患者侧卧于手术台上，骨盆与手术台垂直并固定。患髋及整个下肢消毒铺巾。铺巾时在手术台前方准备一个无菌袋，用于股骨侧操作时将小腿置于垂直位。

切口

皮肤切口是从大转子顶点上 3 cm 开始，跨过大转子直行向下至大转子下 5 cm（图 8.1）。纵行切开阔筋膜，近端切开臀大肌。分别向皮肤近端和远端方向切开阔筋膜和臀大肌使之超越皮肤切口约 3 cm，切开大转子滑囊显露大转子的前缘和后缘。用电凝在大转子上沿前后缘中线纵行切开股外侧肌直至外侧肌嵴远端 1 cm 处。切口向近端延伸时沿肌纤维走行、向前方带弧形切开前 1/3 的臀中肌肌腱，切口不要超过大转子近端 2 cm（图 8.2）。

入路

用摆锯从股外侧肌嵴开始向上做大转子外侧面截骨，目的是为了保护旋股外侧动脉的横支（图 8.3）。大转子骨块是线型、垂直的截骨块，约 5~8 mm 厚，骨块的近端

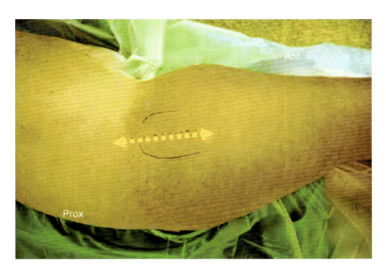

图 8.1　皮肤切口

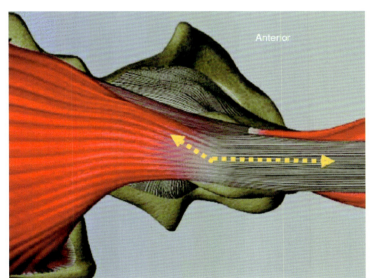

图 8.2　大转子外侧面截骨形成 1/3 臀中肌—1/2 股外侧肌前方肌瓣，之间由截骨块连接

和远端分别与臀中肌的前部和股外侧肌的前半部相连。将下肢外旋使得截骨块内移，截骨块向前方移动就可以暴露臀小肌和髋关节囊，沿切口方向切开臀小肌和髋关节囊。臀小肌的远端部分从关节囊上和股骨止点处剥离。切口的近端部分向股骨颈延伸，向前方直至髋臼上缘（图 8.4、8.5）。股骨颈截骨可以原位进行，也可以将股骨头脱位后进行截骨，取出股骨头。

髋臼暴露

　　将股骨头取出后，调整腿的位置以便暴露髋臼。在大多数情况下，将髋关节

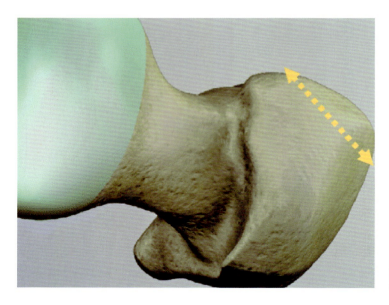

图 8.3　大转子外侧面截骨

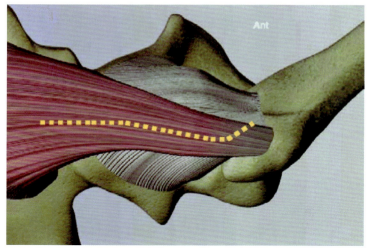

图 8.4　劈开臀小肌与沿同一方向切开关节囊

外旋和轻度屈曲位放置可以较好地暴露髋关节。将盂唇切除后，用两把带刺的 Hohmann 拉钩分别置于髋臼的前缘和后缘（"4 点钟"和"8 点钟"位）。接着开始松解关节囊，如有需要，可以一直松解至股骨内缘。在髋臼上方放置一根斯氏针或自动拉钩，这样可以牵开关节囊和臀肌（图 8.6）。上述操作可以暴露整个髋臼窝，并切除残余的盂唇。

　　髋臼的骨性准备要用专门为微创髋关节手术设计的手柄上带有弧度的髓腔锉。可以在手术切口内用带有弧度手柄的打击器来正确植入髋臼假体，也可以在另一个经皮辅助切口内用直手柄的打击器来植入髋臼假体到合适的位置。

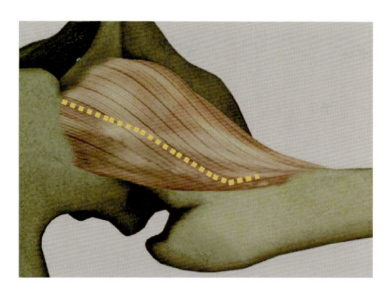

图 8.5 虚线显示关节囊切开

股骨暴露

股骨侧准备时要将足置于垂直位。用两把带刺的 Hohmann 拉钩，一把置于股骨内侧，另一把置于股骨后外侧。第 3 把带刺的 Hohmann 拉钩置于股骨颈后方、臀中肌腹侧前方，这样可以防止锉髓腔时可能导致的肌肉损伤。用气锤依次将逐级增大的矩形截面髓腔锉打入髓腔，直至压配稳定。安装试样假体，复位满意后再将髋关节脱位，取出试样假体，植入最终的正式假体后复位髋关节。

关闭切口

逐层缝合伤口。关节囊和臀小肌一同缝合于股骨上（图 8.7）。在假体柄前方皮质钻孔，穿过单股钢丝（1.2 mm 直径的不锈钢钢丝），将转子截骨块环扎固定在股骨近端。钢丝结头置于外侧肌嵴下方，以免因刺激导致大转子滑囊炎的发生（图 8.8）。常规缝合阔筋膜、臀肌筋膜、皮下组织和皮肤。

临床结果

研究组的平均手术时间是 62 分钟，对照组的平均手术时间是 63 分钟（$P=0.51$）。在小切口组中，中期实践中并没有发现该手术学习曲线有时间减少。术后第 1 天，研究组血红蛋白水平是 11.8 g/L，对照组为 11.6 g/L（$P=0.42$）。但是，研究组自体血回输的患者人数较少（16% vs 49%，$P < 0.001$），研究组的输血量也较少（119 ml vs

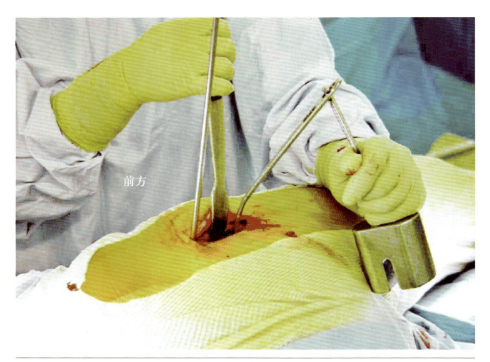

图 8.6　用 2 把带刺 Hohmann 拉钩和 1 根斯氏针暴露髋臼

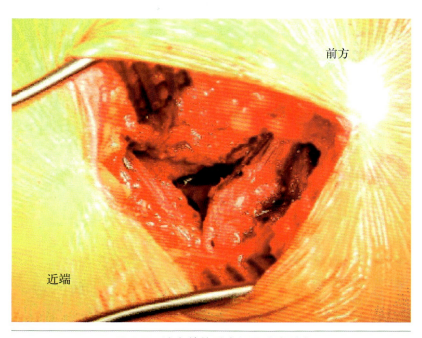

图 8.7　缝合前的手术场景（右髋）

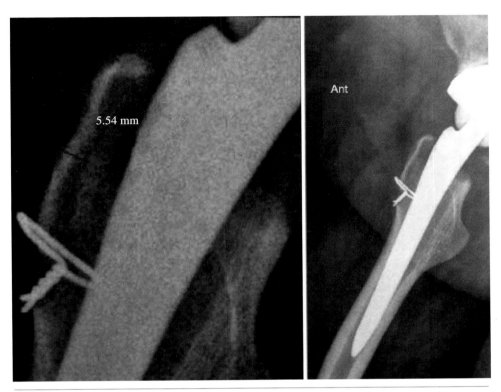

图 8.8　侧位片和局部重点显示转子截骨块用钢丝固定

130 ml，$P < 0.001$）。

在微创手术组，3 例患者输了异体血，这 3 例患者的年龄都超过了 80 岁。其中 1 例患者术前血红蛋白水平是 10 g/L；另 2 例患者都是出院前进行的输血治疗（表 8.2）。

表 8.2　两组间血红蛋白水平和输血率的比较

失血量	微创组 （103 例）	标准手术组 （88 例）	P
血红蛋白水平术前（g/L）	14.2±1.3	13.8±1.1	0.074
术后第 1 天（g/L）	11.8±1.4	11.6±1.5	0.423
下降率	16.9%	15.9%	—
Hemocare 装置 使用的患者比例（%）	16.5	46.6	0.000
平均回输血量（ml）	117±32	130±78	
输异体血患者人数	3	6	0.313

并发症

两组中都没有出现伤口愈合不良、神经损伤、感染、股骨骨折或假体脱位。小切口组中，1 例出现陶瓷内衬位置不良，并在术后 6 天进行了翻修，效果良好。两组中各有 2 例患者在出院前检查出了深静脉血栓静脉炎。

临床评估

研究组术后平均住院天数为 8.3 天，对照组术后平均住院天数为 9.6 天（$P < 0.001$）。术后 1 年，研究组的平均 PMA 评分为 17.3 分，对照组为 17.1 分（$P=0.42$）（表 8.3）。

表 8.3 两组手术结果的比较

结　果	微创切口组 （103 例）	标准切口组 （88 例）	P
手术时间（分）	61.9±14.5	62.7±12.9	0.508[a]
住院时间（天）	8.3±3.5	9.6±3.6	0.000[a]
患者出院回家（%）	78.4	60.2	0.01[b]
术后 1 年 PMA 分值	17.3±0.9	17.1±0.8	0.423[a]

注：a. Mann-Whitney 检验；b. 卡方检验。

影像学结果

两组间假体位置无差异。小切口组术后即刻摄片的结果显示总体对线优秀，所有假体位置合适。95 例患者的股骨柄假体位于中立位，其他 8 例患者都有不超过 5°的股骨柄假体内翻。髋臼杯外展角平均为 38.5°，范围是 30°~48°。

在末次随访时，两组患者的假体都没有出现移位。

讨　论

由于对髋臼侧和股骨侧都能提供良好的暴露，因此小切口直接外侧入路对于全髋关节置换术而言是具有吸引力的。假体位置的植入质量与手术过程中的视野情况相关。脱位风险要低于后侧入路。经臀肌入路要劈开 1/3 的外展肌，这种入路是由 Bauer 首次提出的。采用此入路是因为在用传统的 Waston Jones 前外侧肌间隙入路（臀中肌与阔筋膜张肌之间）进行全髋置换时会损伤肌肉。

Watson Jones 入路有两个缺点，一是术中损伤前侧外展肌，二是将肌肉缝合到骨上比较困难。此外，虽然异位骨化并不影响临床结果，但是该入路术后确实存在异位骨化的风险。虽然术后康复延迟，临床上也有外展肌无力等诸多不便，但 Hardinge 经常使用直接外侧切口来进行全髋关节置换术。不重视臀上神经安全区就可能会损伤支配外展肌的血管和神经，以及缝合肌肉处再裂开造成的肌肉损伤，因此术中劈开外展肌会导致术后外展肌功能不全。髓腔开口处外展肌的损伤会直接影响到外展肌断裂的大小，这也是很重要的一点。

由于这些原因，一些改良的直接外侧入路方法不断涌现，包括各种组织瓣设计和缝合方法。为了维持组织瓣的连续性和加强臀中肌和股直肌的腱性连接，McFarland 和 Osborne 首次建议将一些骨棘缝合到大转子的骨膜肌腱上。类似的方法是，McLauchlan 及 Dall 建议大转子截骨后采用骨对骨固定的方法进行连接。但是，连接大转子骨块的骨对骨固定装置可能会导致大转子滑囊炎，有些需要再次手术。例如，使用 Dall 入路，Learmonth 报道有 11% 的患者需要再次手术取出环扎钢丝。

Ganz 认为部分前方转子截骨的一个显著优点是它保留了完整的臀中肌，因此外展肌力恢复迅速。转子截骨块也会发生骨不连，但不会对功能产生影响。

本章讨论的微创入路与其他的前外侧入路有以下几点不同之处：

• 解剖切开较小。

• 手术入路不涉及血管。

• 保留了阔筋膜张肌和臀中肌之间、臀小肌和关节囊之间的软组织连接。

• 患者所有的臀肌（臀大肌、臀中肌和臀小肌）切开都是沿着肌纤维方向进行的。只有臀小肌最远端的止点从股骨处剥离。

• 不切除关节囊，而是沿着臀小肌切开方向切开关节囊。因此，在缝合的时候可与臀小肌一起缝合，并通过股骨上钻孔使之与股骨缝合。

滑动大转子外侧面有以下几个优点：

• 手术操作简单。

• 解剖切开的组织最小化，使得阔筋膜张肌和臀中肌附着点得以保留。减少了用电刀从大转子上剥离内旋肌的程度。松解内旋肌时保留了它与转子骨块间的连接。

• 劈开并掀起臀中肌-股外侧肌前部肌瓣，避免了臀肌和阔筋膜张肌的牵拉损伤。

• 组织瓣的连接采用加强缝合，尤其是覆盖于大转子表面的薄层臀肌——股外侧肌腱膜。因此，随着连接到股骨上缝合强度的增加，可以维持肌瓣的连续性。

• 旋股外侧动脉横支的损伤风险也降低了。此外，大转子的血供也保留了，截骨块骨不连的风险也降低了。

• 在锉股骨髓腔和打入假体柄时，大转子是完全看得到的。假体的股骨入口处与视线保持一直线，这样髓腔开口也方便。通过这样一个入路，就不必担心 SL-Plus® 假体柄的翼部会穿出转子部，因为，部分转子滑动截骨方便了假体的植入，使得在股骨长轴方向上总能获得良好的位置。

· 在关闭伤口时，缝合固定截骨块可以调整截骨块上内旋肌的张力。在我们医院，有超过 400 例全髋关节置换术都使用了单股钢丝环扎固定。有些会出现骨不连，但没有明显的功能影响，因此不需要进行固定。相反，有些环扎钢丝断裂会导致一些不良影响，而且需要再次手术。因此，现在我们建议使用不可吸收的缝骨线进行固定。

改良直接外侧微创入路的学习曲线并不长，手术技术与标准全髋相比并没有什么太多不同。医师并不需要特殊的手术床和特殊的设备。除了带弧度的髋臼磨锉外，其他都是传统工具。不同设计的假体柄都能通过该入路植入，但 Zweymuller 柄具有的优点使该股骨柄的植入与股骨颈截骨水平无关。此外，Woodpecker 气动股骨磨锉系统更加方便了股骨侧准备、选择合适尺寸的假体和优良的股骨柄初次固定。

这篇报告报道的住院时间和功能恢复速度与 Berger 使用的创新双切口技术的结果相比还有很大差距，但是毕竟患者情况不一样，该研究的康复计划并没有什么改变。重要的是，前外侧小切口手术组与配对的对照组相比，并没有增加并发症的数量和类型。大多数微创手术都报道术中股骨骨折的发生率、假体位置不良和早期再手术率都有所增加。此外，小切口外侧入路的术后恢复非常快（术后最多 1 天），减少了医疗费用，78.9% 的小切口组手术患者出院后直接回家，而标准手术组患者出院后直接回家者仅为 60.2%。

改良微创前外侧入路适用于大多数患者，根据我们的能力在连续入组的初次全髋关节置换术中 62%（103/165）的患者采用了该入路。对于肥胖患者而言，皮肤切开向两侧各延长 2 cm 可以使得暴露更方便些。

结　论

改良前外侧微创入路与标准入路一样安全，该入路具有较短的住院时间，出院后直接回家的患者比率较高。我们在术中没有进行透视和计算机导航，但是假体位置并不差。滑动大转子外侧面可以减少解剖切开，并方便正常位置植入带锥度的股骨柄假体。结合使用小切口技术、仔细安放假体和使用硬对硬界面和著名的 Zweymuller 柄，我们希望能获得长久的假体留存时间，与我们以前的手术入路相比，该项研究已显示出优良的术后早期结果。

展望

在我们医院，该研究开创了全髋关节置换术的围手术期血液管理的根本变化。因为我们的研究没有提供证据支持围手术期红细胞回输系统的有用性，在 2005 年，我们决定初次全髋关节置换术停止使用红细胞回输系统。从那时起，我们不再用任何自体血回输装置，也不用术前自体血捐献。我们选择合适的患者进行药物预防来替代自体血回输装置，以减少失血和输血需求。该项不输血策略使得我们连续进行了 221 例不输血的单侧微创全髋关节置换术。此后，我们也不再放置伤口引流，因为引流量常规都很少。

参考文献

［1］ Berger RA (2003) Total hip arthroplasty using the minimally invasive two-incision approach. Clin Orthop 419:232–241.

［2］ Woolson ST, Mow CS, Syquia JF, Lannin JV, Schurman DJ (2004) Comparison of primary total hip replacements performed with a standard incision or a mini-incision. J Bone Joint Surg Am 86:1353–1358.

［3］ Kennon RE, Keggi JM, Wetmore RS, Zatorski LE, Huo MH, Keggi KJ (2003) Total hip arthroplasty through a minimally invasive anterior surgical approach. J Bone Joint Surg Am 85(Suppl 4):39–48.

［4］ Mahoney O, Asmaya I, Kinsey T (2004) The effect of incision size on clinical outcomes and recovery after total hip arthroplasty with the antero-lateral approach. AAOS, San Francisco.

［5］ Duparc F, Thomine J, Dujardin F, Durand C, Lukasiewicz M, Muller J (2003) Hemimyotomie antérieure – anatomie chirurgicale et technique. Ann Ortho Ouest 35:46–49.

［6］ Ritter MA, Harty LD, Keating ME, Faris PM, Meding JB (2001) A clinical comparison of the anterolateral and posterolateral approaches to the hip. Clin Orthop 385:95–99.

［7］ Mulliken BD, Rorabeck CH, Bourne RB, Nayak N (1998) A modified direct lateral approach in total hip arthroplasty: a comprehensive review. J Arthroplasty 13:939–949.

［8］ Merle D'Aubigné R (1970) Cotation chiffrée de la fonction de la hanche. Rev Chir Orthop 56:481–486.

［9］ McLauchlan J (1984) The stracathro approach to the hip. J Bone Joint Surg Br 66:30–31.

［10］ Bauer R, Kerschbaumer F, Poisel S, Oberthaler W (1979) The transgluteal approach to the hip joint. Arch Orthop Trauma Surg 95:47–49.

［11］ Hardinge K (1982) The direct lateral approach to the hip. J Bone Joint Surg Br 64:18–19.

［12］ Swenson O, Sköld S, Blomgren G (1990) Integrity of the gluteus medius after the transgluteal approach in THR. J Arthroplasty 5:57–60.

［13］ Frndak PA, Mallory TH, Lombardi AV (1993) Translateral surgical approach to the hip: the abductor muscle "spilt". Clin Orthop 295:135–141.

[14] McFarland B, Osborne G (1954) Approach to the hip: a suggested improvement on the Kocher's method. J Bone Joint Surg Br 36:364–369.

[15] Dall D (1986) Exposure of the hip by anterior osteotomy of the greater trochanter. A modified anterolateral approach. J Bone Joint Surg Br 68:382–386.

[16] Learmonth ID, Allen PE (1996) The omega lateral approach to the hip. J Bone Joint Surg Br 78:559–561.

[17] Nezry N, Jeanrot C, Vinh TS, Ganz R, Tomeno B, Anract P (2003) Partial anterior trochanteric osteotomy in total hip arthroplasty: surgical technique and preliminary results of 129 cases. J Arthroplasty 18:333–339.

[18] Hourlier H Fennema P Line B (2008) A new blood -saving plan for less invasive primary total hip replacement. Orthopaedics 31.

第九章

小切口后方入路：技术评估及 2 年随访的初步结果

Stephan Procyk

本章提要

　　髋关节后方入路在英语国家中普遍应用。虽然该入路可以提供绝佳的手术暴露和功能结果，但也因其较高的假体脱位率而经常被诟病，尤其在使用小于 22.2 mm 股骨头的时候。"最小化损伤入路"的理论力求使用最优化的技术，在不影响临床和影像学结果的前提下发挥其优势。此章节中介绍的前瞻性临床研究将证实小切口后方入路的优势，包括显著改善术后疼痛和患者的功能康复，以及可靠且可重复的假体放置。不同于常规手术方式，小切口入路或多或少会影响手术暴露，但使用一些特殊工具和手术技巧即可为术者提供充足的视野来控制术中的每一步外科操作，从而能减少围手术期并发症发生率。同时，将切口入路引起的软组织损伤减少到最小，使小切口技术能够获得预期的短期和长期临床结果。

关键词

　　侧卧位；髋关节后方入路；梨状肌；髋关节微创手术；后方肌腱-关节囊瓣

引　言

　　自从 20 世纪 50 年代以来，髋关节后方入路始终被英语国家广泛使用，原因主要是该入路技术学习曲线短且可重复性高。后方入路能够提供绝佳的手术视野，甚至在十分困难的病例中也能提供安全且简单的暴露（如严重的关节强直、髋臼内陷）。该入路允许在无显著软组织损伤的前提下提供假体良好的放置，以及允许术中使用转子间截骨技术。

髋关节周围各种手术切口类型均基于 Langenbeck 在 1874 年首次用于引流髋关节化脓性关节炎的入路。乐观地来说，小切口后方入路沿着臀大肌肌肉纤维走行方向进入，将软组织损伤最小化，最小化损伤骨盆与转子间肌群，并使用肌腱-关节囊瓣进行局部重建。

正如我们所说的，小切口后方入路技术避免了常规后方入路带来的高脱位率风险，并允许较容易地放置大直径股骨头假体。

材料和方法

作者从 1998 年开始该微创手术技术的研究。既然不同手术技术均已强调了各自的优势所在，那么客观地对后方入路进行评估证实其价值就变得很有意义。

患者选择

纳入 2005 年 5 月至 2006 年 2 月间连续接受小切口后方入路的 100 位患者，没有排除标准。只使用一种假体：生物型压配髋臼杯 + 两种偏距的非骨水泥锥形钛合金直型股骨柄（标准和外移偏距）。

术前计划

需要对每位患者的 X 线片进行测量来制定术前计划。这样可以预测使用假体的尺寸，纠正潜在的下肢不等长以及恢复正常的股骨偏距（避免发生脱位的关键因素之一）。

患者的体位

手术台置于标准的水平位。患者侧卧位于手术台上并被牢固地固定，参照条垂直于手术台放置来调整患者双侧髂前上棘连线，使骨盆固定于垂直位。这个体位有助于获得标准的三维空间方位，有利于术中决定合适的假体安放位置。在侧卧位时，固定装置挤压骨盆可能导致骨盆发生屈曲，我们必须牢记这种可能，才能获得合适的髋臼前倾角（尤其在男性患者中）。

手术野局部消毒后，通过膝关节触诊明确双下肢相对的长度差异。

切口

切口的定位对减小切口的尺寸是非常重要的，与此同时，还应明确合适的手术视野，最小化软组织损伤和调整假体安放位置。将患侧髋、膝关节轻度屈曲后，通过触诊画出股骨纵轴和大转子顶点。通过皮肤触诊明确臀中肌的后缘，该部位是最佳的切口位置，与股骨纵轴之间呈 20° 角（图 9.1），该技术之前由 Swanson 提出。切口的长度为患者 1/3 的体重指数（BMI）。使用移动切口窗技术能够使术中标记简便化。

外科技术

沿着术前标定的辅助线做一直切口，切口最终的长度取决于患者脂肪厚度和软组织张力。垂直切开皮下组织，尤其需注意避免钝性分离，并严密止血。沿着臀大肌纤维走行方向切开臀肌筋膜（图 9.2）。从臀大肌较薄的股骨部分开始，沿其纤维走行方向钝性分离臀大肌，必须时刻注意保护阔筋膜。于臀大肌分离处仔细放置自动牵开器。

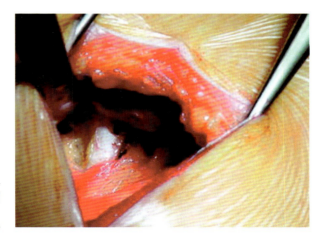

图 9.1 Hohmann 拉钩牵开梨状肌腱和臀中肌

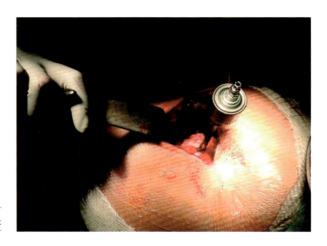

图 9.2 取出股骨头

内旋短肌群被脂肪层遮掩，但可通过手指触及其轮廓，就在臀中肌的下方（图 9.3）。沿着梨状肌走行切开脂肪层直至股骨，切口走行为轻度向后方的弧形（图 9.4）。

在臀中肌下方放置一个 Hohmann 拉钩。通过内旋髋关节拉伸梨状肌直到达到合适的紧张度，然后在其股骨梨状窝止点处将其离断（如果出现回缩）或给予保留。随后，在梨状肌股骨止点后方沿着梨状肌肌腱的纤维走行方向打开后方关节囊（图 9.5）。从

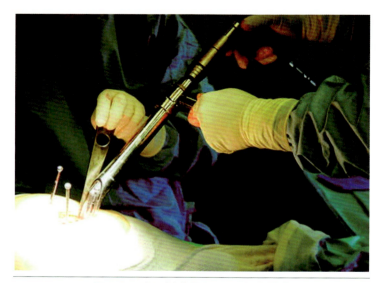

图 9.3　髋臼侧准备的一些必要工具

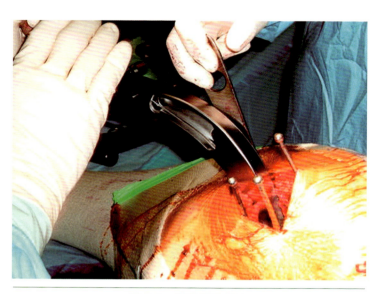

图 9.4　髋臼假体植入

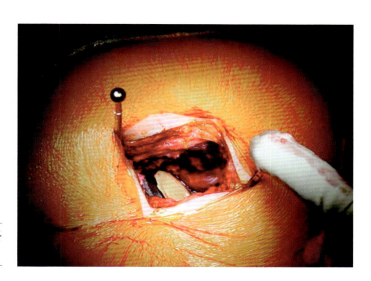

图 9.5　髋臼假体植入后最终图像

股骨侧止点处离断外旋肌群（上孖肌甚至包括闭孔内肌），但必须保持外旋肌群与关节囊瓣的附着，保留下孖肌和股方肌。如果髋关节不是非常僵硬，这种程度的松解足以允许在保留内侧回旋支血管蒂的前提下脱位髋关节（屈曲、内收、内旋）。将一根金属钉（外固定装置）钻入股骨头内，可避免在股骨颈截骨后取出股骨头过程中损伤周围软组织，还可避免在切口内放置多余的器械。此时脱位髋关节仍旧存在一定的难度，主要由于关节囊加强韧带（该韧带保护下孖肌和股方肌，而内侧回旋支血管蒂走行于股方肌内）。关节囊加强韧带位于股骨的止点清晰暴露后在直视下离断，脱位髋关节。

这样一步接一步的肌肉松解能够最大限度地保留髋关节周围肌肉组织。

股骨颈截骨、髋臼暴露

股骨颈截骨部位由术前测量的数据决定，使用最小号的牵开器可以减少软组织张力。

取出股骨头后，移走自动牵开器；向后方牵开肌腱-关节囊瓣暴露髋臼，使用 2 根金属钉临时固定关节囊瓣。第 1 根放置于后下方的髂嵴处，第 2 根放置于较高的后方髂嵴，这样可以通过肌腱-关节囊瓣对坐骨神经提供保护。为了达到更好的暴露，在髋臼上方再放置一根金属钉用于牵开上方关节囊和上方邻近肌肉组织。髋臼盂唇、骨赘、病变组织或者增厚的关节囊均要切除。在髋臼前缘放置一把 Hohmann 拉钩，保持髋关节的前脱位，至此髋臼已暴露。清除髋臼底部骨赘和圆韧带窝内残留组织，最后切除髋臼底部横韧带。

髋臼的钻磨

开始钻磨髋臼时动作需轻柔，从髋臼中心开始可获得半球形的凹臼。使用偏距磨钻能够在必要时调整方向而不会牵拉和摩擦切口的远端部分，这样可以避免磨钻转动时与皮肤摩擦产生热量灼伤切口远端皮肤组织。在最后一次钻磨髋臼时需注意观察髋臼的覆盖情况，并通过触摸髋臼内壁评估骨质量，预估假体的初始稳定性。

髋臼假体的植入

当髋臼钻磨至内壁露出渗血的软骨下骨层，使用弧形的打击器置入髋臼杯假体，这样可避免出现角度错误（弧形打击器不会抵住切口边缘或股骨）。通过后方入路，髋臼杯假体背侧如之前介绍的一样滑行置入切口。在将假体置入髋臼的过程中，通过螺旋形旋转假体，可避免周围软组织嵌入假体与髋臼之间，从而影响假体稳定性。髋臼杯的正确位置取决于切口外的标杆，由手术室的垂直线和打击器上的方向杆组成，这些标杆在设置假体的俯倾角和前倾角时尤为重要。在假体置入步骤中，需切除可能引起撞击的骨赘，使关节活动不受限制。随后，使用偏距打击器将最终假体内衬（允许使用大直径股骨头）装入髋臼内。

股骨侧准备

为了暴露股骨近端，患者的体位必须适应切口的轴线：膝关节屈曲 90°，小腿垂直于手术台。这个体位提供了假体柄置入方向的参考。在股骨颈下方放置一个唇拉钩，并在臀肌深面插入一个小 Hohmann 拉钩，清晰暴露位于股骨转子间层面的器械置入部位。常规的股骨侧操作逐步实施：股骨侧开口使用专用的盒型骨凿，开口器敲至大转子可避免骨隧道的改变，随后通过大转子使用最小号髓腔锉依次锉磨确定假体柄轴线。当最终大小的髓腔锉敲打至正确位置时，使用不同颈长和偏距的假体试样进行测试，要求能够允许使用较大直径的股骨头。评估术中关节稳定性和下肢长度，下肢长度通过触摸对侧膝关节进行对比测量（如之前介绍）。移去所有的拉钩有利于更好地测试并放松周围软组织。一旦确定好假体数据并取出假体试样，在遵循相同的牵拉和软组织保护的基本原则下，最终的假体置入股骨内。

缝合、关闭伤口

髋关节复位后（如果髋部解剖已经恢复），后方关节囊瓣及附着在其表面的肌腱需同时缝回到原本的解剖位置。关节囊、梨状肌腱和上孖肌使用可吸收缝线穿过大转子深面和臀中肌腱进行缝合重建。用脂肪瓣组织恢复原位缝合覆盖整个假体。我们推荐使用同时具备引流关节内部和外部的负压引流装置。随后，使用可吸收缝线缝合臀大肌、筋膜以及皮下组织。皮肤的缝合使用连续皮内缝合技术，可避免拆钉或拆线的问题，且允许使用透明质酸敷料覆盖伤口加速愈合。

术后管理

对于患者来说首要的目标是无痛及尽快恢复到健康状态，而该目标的达成需要良好的术前宣教和一个快速康复计划。通过静脉联合应用盐酸丙帕他莫和酮基布洛芬，术后 24~48 小时的疼痛症状较容易控制，之后改为口服第二级止痛药物。术后 48 小时拔除引流管。术前关于康复治疗的宣教可加快患者的康复。术后第 2 天即开始完全站立姿势康复，主动及被动康复也在术后立即开展。患者的活动自由不受限制，住院时间受制于严格的安全要求和回家所需的足够的自主活动功能。

结　果

- 手术时间被纳入评估标准 [（48±9）分钟]，术中出血量（175±82）ml，假体摩擦界面 24.3% 为陶瓷股骨头（28 mm 直径）对聚乙烯髋臼内衬，75.7% 为陶瓷对陶瓷（BIOLOX forte 32 mm 直径）。该术式是真正的有限切口：皮肤切口长度为（7.8±1.6）cm。
- 纳入该研究的患者未见骨折、神经或者血管损伤等围手术期不良事件的发生。
- 无严重的临床并发症发生（具体见表 9.1），常见的并发症如假体脱位、局部血肿（无需再次手术）或者感染。只有一例患者出现引流口局部的出血。术后双下肢长度未见差异（无校正）。

表 9.1　临床并发症发生情况

时　间	并　发　症
术中	髋臼骨折（1 例）
术后早期（全身情况）	贫血输血（1 例），贫血输液（1 例），胃出血导致贫血（1 例），输血（1 例）
术后早期（局部情况）	局部血肿（2 例），局部出血（2 例），浅表出血、瘀斑（2 例）
术后 1 周（$n=100$）	局部出血（1 例）
术后 3 个月（$n=99$）	血肿（1 例），疼痛（1 例），失随访（1 例）
术后 2 年（$n=91$）	骨折（1 例、外伤史明确），股骨侧翻修（1 例，血肿导致的感染）

- 影像学结果：双下肢长度差异结果令人满意（具体见表 9.2）。未见小切口入路可能导致的髋臼垂直化倾向或者髋臼俯倾角大于 50°的情况。所有患者的髋臼假体前倾角均位于 15°~30°，结果令人满意。在纳入该研究的患者中，72% 患者的股骨假体柄位置居中（0°内翻或外翻）。所有假体均获得良好的骨长入，术后 2 年未见假体周围有提示骨化不良的透亮带形成（具体见表 9.3）。

表 9.2　双下肢长度差异

双下肢长度差异（例 %）	
无差异	78 例（77.2%）
患肢延长	19 例（18.8%）
患肢缩短	4 例（4.0%）
双下肢长度差异（mm）	
患肢延长	4.7±2.8 mm（2~15 mm）
患肢缩短	5.8±3.0 mm（3~10 mm）

表 9.3　髋臼杯和股骨柄位置及术后 2 年随访情况

髋臼杯位置（°）	患者数（n=100）
40~50	98
<40	2
>50	0
股骨柄位置	**患者数（n=100）**
中立位	72
内翻 5°以内	28
内翻大于 5°	0
外翻 5°以内	0
外翻大于 5°	0
术后 2 年随访股骨柄假体	**无征象 / 部分异常**
X 线透亮线	
骨溶解	81/19
萎缩	99/1
增生	82/18

• 功能结果：术后第 2~3 天开始应用第二级止痛药物显著增加功能康复的速度。疼痛症状在术后 12~20 天逐渐消失。95% 的患者在术后第 5 天可在助步器的协助下开始行走训练，第 6 天可在无任何帮助的情况下从椅子上起身及上楼梯。关节活动度的改善带来了行动能力的快速康复，以及在术后第 6 天即可获得相当于最终关节活动度 80% 的活动量。术后 20 天（术后 10~30 天），患者可承受单腿站立的关节负荷。患者可在术后 15 天开始恢复长时间维持坐姿的能力，术后 30 天开始从事程度较轻的工作，

从而快速恢复到健康状态。年轻患者可在术后 40~60 天左右回归工作岗位（具体功能评价见表 9.4、9.5，图 9.6）。

表 9.4　Harris 髋关节评分　　　　　（单位：分）

	术前	术后 3 个月	术后 2 年
功能	21±7	44±5	46±3
总分	37±10	96±6	98±7

注：用"均数 ± 标准差"表示，满分为 100 分。

表 9.5　WOMAC 评分　　　　　（单位：分）

	术前	术后 3 个月	术后 2 年
疼痛	45±18	89±14	99±7
强直	36±19	80±19	98±8
体力活动	35±17	85±13	97±9
总分	37±16	86±13	97±8

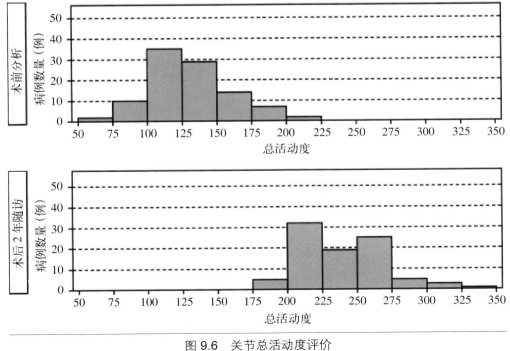

图 9.6　关节总活动度评价

讨 论

第一项关于小切口后方入路的研究持续了很长时间，因为关于股骨柄假体形态学适用性的影像学标准需要非常严格地符合股骨干骺端的解剖形态（直柄、良好地填充干骺端提供近端稳定性，以及拥有两个偏距可供选择）。这种股骨柄假体虽可减少对股骨颈部位的切割，但需要较大程度地离断骨盆-股骨转子间肌群，因此该后方入路可被理解为改良的减少软组织损伤的后方入路而不是真正意义上的小切口后方入路。在这个前瞻性临床研究的 2 年随访中，结果显示患者术后早期功能得到了显著的改善，手术时间和手术可靠性也获得了良好的结果：无术后主要不良事件和继发性并发症。然而，为了避免重大手术并发症的发生对于术者及其助手来说学习曲线较长。对于存在髋关节强直的患者，因下肢体位放置困难会导致手术时间延长 15 分钟。平均手术时间为 1 小时，假体置入过程是可靠且具备可重复性的。

向患者公开阐述手术过程能提高患者的自信心（由 WOMAC 评分证实），该手术技术可减少住院时间。术后管理简单，并能使患者较快地恢复到日常生活中去，较好的术后舒适性以及随着时间推移，明显能改善健康相关生活质量。

结 论

作者推荐使用小切口后方入路，因为即使在相当困难的病例（髋关节强直、髋臼内陷、肥胖或肌肉发达的患者）中也能够出色地处理髋臼病变以及允许股骨轴线上的操作。在术中各个体位都能够提供良好的视野。如果出现术中并发症，可通过简单地延长切口获得更好的暴露而不产生额外的软组织损伤。

目前使用的 Zweymüller 直柄股骨假体依据小切口后方入路进行改良，能够对骨盆-股骨转子间肌群提供更好的保护（图 9.7、9.8）。完全直形的矩形股骨柄以及减小的前后径允许在狭小的空间内操作。该股骨假体使用便利，不受股骨髓腔几何形态的限制，其近端形态能够匹配较小的股骨颈截面，并最小化外旋肌群的损伤。

将本研究获得的结果与已发表的研究进行对比，小切口后方入路并不影响 Zweymüller 矩形柄股骨假体的优良短期临床结果。

在本文以及还处于研究阶段的其他各种髋关节入路中，小切口后方入路危险性较低，能够确切地减轻术后疼痛，加快功能康复以及最小化软组织损伤。在美观方面，值得注意的是，手术瘢痕所在的部位患者本人看不见且能够被衣物遮盖。心理方面的

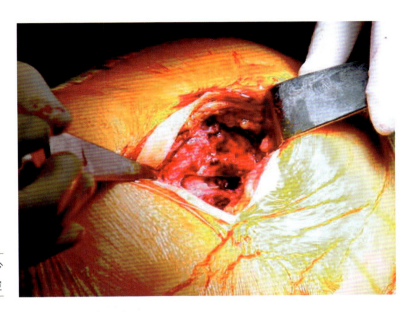

图 9.7　暴露股骨，较少使用拉钩，直通股骨髓腔

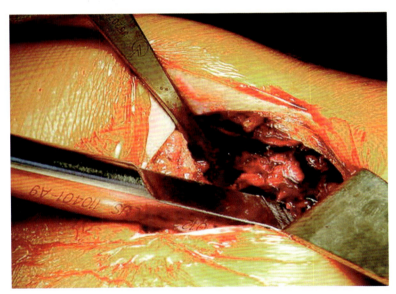

图 9.8　股骨干开口

优势很重要，患者能够更快地接受康复治疗。从患者的观点来看，该手术方式最小化术后疼痛、简化护理，以及最大化手术舒适性和患者对手术的信任。

　　总的来说，该手术入路简单，疗效可预期，能够较好地制定术前计划，并提供患者良好的手术舒适性。

参考文献

［1］Harris WH (1975) A new approach to total hip replacement without osteotomy of the greater trochanter. Clin Orthop Relat Res 106:19–26.

［2］von Langenbek B (1874) Veber die Schussverletzungen des Huttgelenks. Arch Klin Chir 16:263.

［3］Berry DJ, Berger RA, Callaghan JJ, Dorr LD, Duwelius PJ, Hartzband MA, Lieberman JR, Mears DC (2003) Minimally invasive total hip arthroplasty. Development, early results and critical analysis. J Bone Joint Surg Am 85A:2235–2246.

［4］Stillwell WT (1987) The posterior approach. In: Stillwell WH (ed) The art of total hip arthroplasty. Gruwe ad Strattou Inc, Orlando, pp 217–256.

［5］Swanson TU, Hanna RS (2003) Advantages of cementless THA using minimally invasive surgical technique. Presented at the 70th annual meeting of the AAOS, New Orleans, Felmang.

［6］Bush JL, Thomas PV (2007) Limited incision posterior approach for total hip arthroplasty, AAOS monograph series 36. pp 47–55.

［7］Hartzband MA (2006) Posterolateral minimal incision for total hip replacement. MIS techniques in orthopedics. Springer, New York.

［8］Dorr DL (2006) The new process of total hip replacement. Hip arthroplasty: minimally invasive techniques and computer navigation. Saunders Elsevier, Philadelphia.

［9］Crowe J, Henderson J (2003) Pre-arthroplasty rehabilitation is effective in reducing hospital stay. Can J Occup Ther 70:88–96.

[10] Procyk S (2006) Minimally invasive posterior approach. Technical evaluation and results. Interact Surg 1:35–40. Springer.

[11] Fehring T, Mason J (2005) Catastrophic complications of minimally invasive hip surgery. J Bone Joint Surg Am 87A:711–714.

[12] Zweymüller K, Schwarzinger UM, Steindl MS (2006) Radiolucent lines and osteolysis along tapered straight cementless titanium hip stems. Acta Orthop 77(6):871–876.

[13] Garcia-Cimbrelo E, Cruz-Pardos A, Madero R, Ortega-Andreu M (2003) Total hip arthroplasty with use of the cementless Zweylmuller Alloclassic system. J Bone Joint Surg Am 85A:296–303.

第十章

髋关节表面置换术与前路手术

Philippe Piriou, Thierry Judet, Michel Serrault, and M. Mullins

本章导言

对于年轻和喜欢运动的患者而言，不论如何改善全髋关节假体的材质、设计、固定骨面以及接触界面等问题，髋关节骨关节炎的治疗仍颇具挑战。表面置换术至少能为上述几个问题提供一些解决途径。

前路手术是我们科内进行髋关节置换手术时的传统手术入路，1947年由Robert与Jean Judet提出并加以实践，最初只用于丙烯酸股骨头假体置换，随后其适用范围扩展至所有类型的THR假体。Siguier指出前路手术可以真正地用于微创手术入路。现在，这种手术入路已经成为我们科内THR的标准入路，假体植入时无需切开肌腱或肌肉，同时手术中具有易于控制股骨颈和髋臼前倾角的优势。

这项短期的前瞻性研究仅涉及两种类型假体，无法对表面置换概念做出任何定论。对于非骨水泥固定技术，尽管有较好的初步临床结果，但是有关防止骨小梁改建以及金属离子释放发生率等方面的问题，我们仍然无法很好地进行解释。

另一方面，有必要推荐在合适的手术床上进行前路手术。其绝对禁忌证为表面置换术合并需要股骨截骨的患者，或需同时取出金属内固定的病例。

因此，对于表面置换术与微创前路手术的结合，我们虽仅对植入假体的改进寄予厚望，但对这种手术入路仍坚信不疑。

关键词

髋关节表面置换术；前路手术；年轻患者；Robert与Jean Judet入路；Siguier微创手术入路；不切断肌腱或肌肉

引 言

对髋关节表面置换术感兴趣的原因

对于年轻和热爱运动的患者而言，不论如何改善全髋关节假体的材质、设计、固定骨面以及接触界面等问题，髋关节骨关节炎的治疗仍颇具挑战。表面置换术至少能够部分解决上述几个问题。股骨颈的弹性和机械性能均可保留，且较大的股骨头可以预防脱位。此外，它可以保留股骨干髓腔的完整性，即使万一失败，也可有效而简便地实施传统全髋关节置换手术。1991 年以来金属对金属界面的改进（McMinn、Wagner、Amstutz 等）促使我们对年轻患者建议进行表面置换术。

采取前路手术的理由

前路手术是我们科内行髋关节置换术时的传统手术入路，1947 年由 Robert 与 Jean Judet 提出并加以实践，最初只适用于丙烯酸股骨头假体置换，随后其适用范围扩展至所有类型的 THR 假体。前方入路是根据 Hueter 入路发展而来，Smith-Petersen 介绍该入路不仅可向远端延长，而更多的是可以向近端扩伸。另一方面，Siguier 指出，前路手术是真正的微创手术。现在，这种手术入路已经成为我们科内 THR 的标准入路，假体植入时无需切断肌腱或肌肉，同时手术中有易于控制股骨颈和髋臼前倾角的优势。

自 2002 年以来，我们将广泛开展的前路手术与髋关节表面置换术相结合。

前路髋关节表面置换术的特殊性
与手术操作细节

关键点在于良好的暴露、通过手术器械控制髋臼和股骨的正确定位并植入假体。

解剖基础

前方入路是髋关节最直接表浅的入路。通过两个神经支配区域，分别为内侧的股神经（缝匠肌、股直肌和髂腰肌）以及外侧的臀上神经（阔筋膜张肌、臀小肌和臀中肌）。

无需切断肌肉或肌腱，个别情况下可能需要松解股直肌的返折头。旋前动脉是唯一需结扎的血管。

患者体位与手术视野准备

在常规前路手术中，患者仰卧在骨折手术台上，下肢可放置任意位置，尤其是过伸、过度外旋和内收（Judet-Tasserit 手术台，Collemier，France）（图 10.1）。通过手术铺巾可触及髂前上棘和耻骨，以便确定骨盆方位。同样的，触摸髌骨可指示下肢外旋程度。以髂前上棘为中心向远端和外侧准备 15 cm×10 cm 的矩形手术区域。

手术入路

- 在皮肤上做一 10~12 cm 的斜行切口（图 10.2）。从髂前上棘外侧 1 英寸（1 英寸

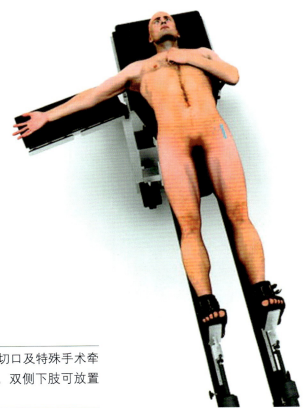

图 10.1　前路手术切口及特殊手术牵引床。患者平卧位，双侧下肢可放置任意位置

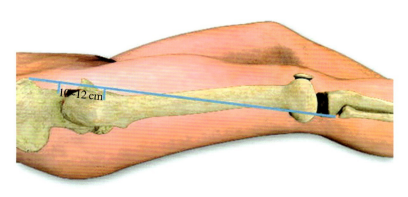

图 10.2 髂前上棘外侧 1 英寸做 — 10~12 cm 斜行切口

=2.54 cm）开始，沿阔筋膜张肌前缘向远侧、略偏外侧走行，打开肌膜，显露肌腹并向外侧牵开。

- 沿股直肌的外侧缘打开其前、后面。

- 分离并结扎旋前动脉。暴露前方髋关节囊，切除关节囊前方无血管的保护脂肪垫。在内侧纵行打开髂腰肌层，用骨膜剥离器将肌肉及其肌腱与关节囊剥离。

- 将弧形拉钩插入股骨颈下方，为了增加暴露的舒适度，可进一步插入泪滴下方。在外侧方向上，将骨膜剥离器置入臀小肌下方，将第 2 把弧形拉钩置于关节囊的外上方，将第 3 把拉钩轻轻插入股直肌腱下，置于髋臼前壁和骨盆缘。在 3 把拉钩的作用下，前方关节囊得以充分暴露。股外侧肌止点位于前方关节囊的远端和外侧。

- 必须完全切开前方关节囊，尤其是大转子内侧壁与股骨颈外上方的接合部位（图 10.3）。

- 在手术床的作用（牵引和轻度外旋）以及联合股骨头的直接杠杆作用下，髋关节向前方脱位。

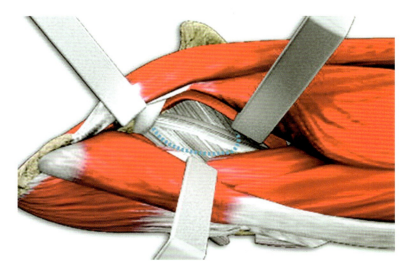

图 10.3 暴露并切开髋关节前方关节囊

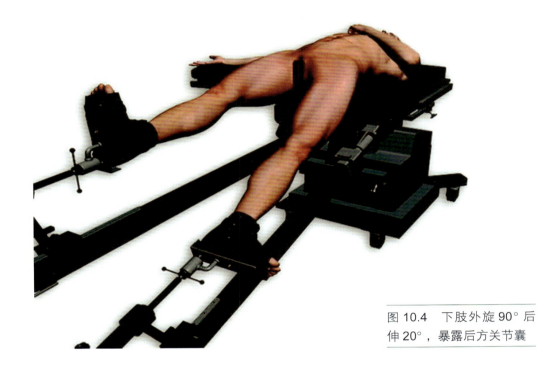

图 10.4 下肢外旋 90°后伸 20°，暴露后方关节囊

- 下肢外旋 90°可暴露后方关节囊（图 10.4）。在髋臼后缘与大转子后侧边缘之间环形切开后方关节囊。

- 后方松解后可以很轻松暴露股骨头和股骨颈：手术床维持 20°过伸，90°或稍大于 90°的外旋以及一定程度的内收（"股骨体位"）。将坚固的双弧形拉钩置于后方转子间线，将尖头拉钩置于大转子顶部，向后牵开臀肌，将股骨干骺端从切口处向外显露。

- 股骨头和股骨颈周围的完全显露有助于定位及调整扩孔轴线。然后进行股骨头的初步准备。

- 髋臼暴露：纠正过伸，将下肢水平放置，适度外旋，放松髂腰肌张力。髋臼后壁及后柱放置坚固的双弧形拉钩，通过其杠杆作用使股骨干骺端向后方移位，从而暴露髋臼。

- 髋臼标准磨锉后打入髋臼假体。通过手术铺巾可直接触及骨盆的骨性标志、耻骨及两侧髂前上棘，因而可在冠状面与矢状面精确定位。

- 股骨假体植入：在"股骨体位"下完成最终的扩孔与股骨假体植入。我们通常采用骨水泥固定股骨假体，包括中心柄的固定。

- 通过轻微调整手术台、恢复下肢对线、牵引以及内旋完成髋关节复位。

- 切口关闭包括缝合阔筋膜张肌腱膜、皮下组织以及皮肤，留置负压引流。注意避免缝扎位于阔筋膜张肌和缝匠肌之间皮下组织中浅表的股神经。

• 所采用的手术入路不影响术后的护理，术后 1 天可完全负重，术后 3、4 天可出院。

初次置换手术病例与讨论

从 2002~2004 年，我们共行 61 例髋关节表面置换术，其中包括 36 例男性和 25 例女性，采用的假体为 Conserve Plus（Wright Medical）或 ASR（DePuy）。患者的平均年龄为 43 岁（25~53 岁）。半数患者为年轻的退行性关节炎，其他主要为股骨头局限性缺血性坏死和创伤后关节炎。

如前所述，所有患者均采取前路手术。术后未出现早期并发症。1 例患者术后 11 个月出现继发性股骨颈骨折，怀疑低毒性感染。患者行 2 期 THR 手术。其余 60 例患者进行前瞻性随访，所有患者均在术后 3~24 个月内接受了临床和影像学检查。除了 1 例患者于术后 12 个月出现不明原因的疼痛外，其他患者临床结果好或非常好，PMA 评分为 16~18 分，社会或体育活动不受限制。

影像学检查显示，尽管前路手术已被证实学习曲线较为陡峭，但是该方法可使我们获得理想的假体植入位置。所有髋臼假体均被正确放置，2 例股骨假体出现假体位置不佳，其中 1 例相对于股骨颈轴线，外翻超过 20°，另 1 例内翻 10°。其余所有病例股骨假体均位于外翻 0°~10°。

至今为止，尚未发现脱位、异位骨化、股骨颈萎缩或假体骨界面固定失败等远期并发症。

讨 论

这项短期的前瞻性研究仅涉及 2 种类型假体，无法对表面置换的概念做出任何定论。关于非骨水泥固定、骨小梁改造的预防以及金属离子释放等方面的问题，虽然我们有较好的初步临床结果，但仍然无法很好地解释上述问题。

另一方面，在正确的骨科手术台上进行前路手术值得推荐。其绝对禁忌证为表面置换术合并需要股骨截骨的患者，或需同时取出金属内固定的病例。

对于其他病例，前路手术的优势包括：
• 良好的解剖基础，所有骨、肌肉以及肌腱组织可保持完整。
• 股骨头和股骨颈血管的保护。
• 适用于所有假体植入（表面置换术或 THR）。

- 必要时切口延伸方便。
- 很少产生医源性并发症。
- 快速康复并实现完全负重。
- 美观。

因此，对于表面置换术与微创前路手术的结合，我们虽仅对植入假体的改进寄予厚望，但对这种手术入路仍坚信不疑。

参考文献

[1] Daniel J, Pynsent PB, McMinn DJ (2004) Metal-on-metal resurfacing of the hip in patients under the age of 55 years with osteoarthritis. J Bone Joint Surg Br 86(2):177–184.

[2] Judet TH, Siguier M, Brumpt B, Siguier TH, Piriou P (2005) Voie d'abord anterieure et prothèse de hanche de première intention. In: Puget J (ed) Prothèse totale de hanche. Les choix, Monographie de la SOFCOT. Elsevier, Paris.

[3] Siguier T, Siguier M, Brumpt B (2004) Mini-incision anterior approach does not increase dislocation rate: a study of 1037 total hip replacements. Clin Orthop Relat Res 426:164–173.

[4] Treacy RB, McBryde CW, Pynsent PB (2005) Birmingham hip resurfacing arthroplasty. A minimum follow-up of five years. J Bone Joint Surg Br 87(2):167–170.

第十一章

髋关节表面置换术的手术技术：
后路微创手术

Michael Menge

本章提要

金属对金属界面的髋关节表面置换术在年轻患者中的使用越来越普遍。因保留的股骨头会影响到髋臼的准备，所以标准入路需要更长的手术切口。本章节介绍一种经后侧入路的髋关节表面置换微创手术。相较于后侧及外侧标准入路的手术技术，此微创后侧入路需要的切口长度约为 10 cm，视解剖情况而定；可缩短手术时间；减少失血及并发症发生率；而且患者具有较高的满意度。因此，此手术推荐熟悉髋关节表面置换后侧入路的外科医师施行。

关键词

髋关节表面置换；后侧入路；金属对金属界面假体

引 言

1991 年，Derek McMinn 介绍了金属对金属界面的髋关节表面置换，其最新的 BHR 假体于 1996 年上市。我们从 1999 年开始在较年轻的患者身上使用这款假体，它具有相当好的中期疗效。根据 McMinn 的经验，我们经后侧入路行表面置换术。随着经验的积累及微创手术的趋势，我们尝试不使用特殊器械或计算机导航等方法减少解剖剥离来最小化手术创伤。目的不是为了获得较为美观的小瘢痕，而是为了对功能组织的较小破坏、缩短切口暴露时间、减少失血，以及减少并发症发生率。经过 2 年的实践，我们认为后侧入路微创手术比后侧及外侧标准入路更好，并推荐熟悉髋关节表面置换技术和后侧入路的外科医师施行。

材料和方法

在 1995~2005 年，我们使用不同的假体（BHR™、Cormet 2000™、ASR™、Durom™、Icon™、Bionik™ 和 Adept™）完成了超过 1 200 例髋关节表面置换手术。随着经验的积累，并发症发生率明显下降。早期股骨颈骨折发生率从开始的 2.5% 下降至近 2 年的 0.7%，在最近的 300 例中未见远期骨折（股骨头缺血性坏死）。经验告诉我们，后侧入路的问题是需要约 30 cm 的长切口，所以我们开始研发不需外侧导引针的小切口入路。微创手术具有优点，但可能也有手术视野受限导致的并发症发生率提高的缺点。我们的经验证明，微创入路和传统长切口技术一样安全。我们团队中有 2 位外科医师依然偏好以外侧入路行髋关节表面置换，正好能比较髋关节表面置换术微创后侧入路与标准后侧入路及标准外侧入路的早期结果。

在微创后侧入路中，对于所使用的植入物除了供应商提供的标准器械外不需其他特殊器械。我们视解剖情况，特别是皮下脂肪层厚度，在标准后路的大转子后 1/3 部分做一 8~12 cm 的切口。肌肉结构的损伤无法避免，钝性分离臀大肌纤维，必须切断大转子上梨状肌和外旋短肌肌腱止点，在植入假体后重新缝上。一般不会损伤旋后动脉，但是在分离股方肌上部、暴露股骨颈基底时可能因暴力导致小分支损伤。小切口中没有空间放入特殊的髋臼杯定位器，导航只能透过"眼睛"来保证其精确性。放置髋臼假体时需根据真髋臼边缘来定位其解剖方向，小心因骨赘造成的病理性改变。

手术多数在腰麻下进行。因术中无大量失血，一般不需引流。我们只用 5 天伤口敷贴（Tegaderm™），而后敞开伤口使其自行愈合。在德国，我们必须使用肝素预防 DVT 以避免并发症。开始活动后会有隐性失血，但无需术前血液稀释或输血。术后第 1 天即可使用双侧手杖行走，第 4 天后可根据德国 DRG 系统评估个体情况进行上楼梯训练，根据患者的恢复情况，第 7~10 日后可出院。应指导患者如何使用拐杖，并在 6 周后随访，同时需避免"强化"肌肉的训练。

手术步骤

以下为 Adept™ 髋关节表面置换的微创手术步骤，与其他款假体只有些微区别，亦不需特殊的磨削器或其他特别设计的器械。

- 患者取侧卧位用固定装置固定好；两侧肢体之间放置一个泡沫海绵垫（图 11.1）。在后侧入路中，两部分假体都需经由同一切口置入。手术时髋关节需屈曲 45°，切口做在大转子后 1/3。

- 切开臀大肌肌腱，接着以剪刀或拉钩将肌纤维钝性分离。切开大转子滑囊并在手术最后将其按照股方肌近端的肌纤维方向缝合。

- 现在可以用手指探查找出臀中肌后缘及髋关节囊之间的间隙。坐骨神经通常位于更后侧，因此不需要暴露该神经。一般来说梨状肌肌腱可以轻易找到。多数情况下只可见一条肌腱，但有时可见到分离的上下孖肌及闭孔内肌肌腱（图 11.2）。

- 以一把长而弯的 Hohmann 拉钩暴露关节囊。有时可用一把粗锉将部分臀小肌纤维与髋关节囊剥离。

- 以缝线固定外旋肌群肌腱后将其从大转子上剥离。

- 少数情况下可在大转子的肌肉止点处找到外旋短肌群清楚的肌肉结构。

- 现在可沿股骨颈的方向，向外侧、向远端分离关节囊。轻度内旋有助于剥离后方关节囊。

- 屈髋 90°并内旋使髋关节脱位。小心地将双齿 Hohmann 拉钩置于股骨头下方，避

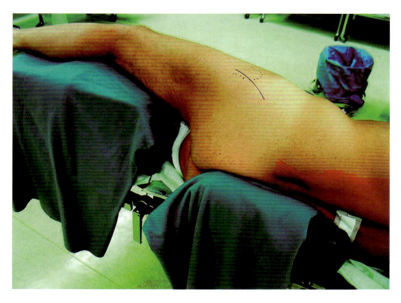

图 11.1　患者的体位和切口位置

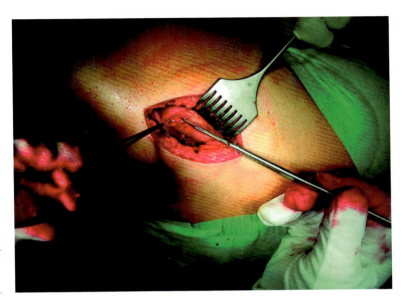

图 11.2 梨状肌、上下
孖肌及闭孔内肌肌腱

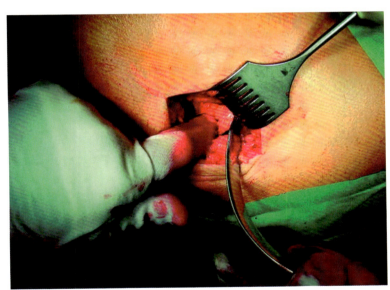

图 11.3 暴露股骨颈

免暴力伤及关节后方的软组织。

• 剥离股方肌近端时有时会伤及旋后动脉的分支，必须确实止血。接着屈曲、内收、内旋髋关节即可轻松暴露股骨颈。非常重要的是必须能从近端及后方清楚地看到股骨颈。移除长弯的 Hohmann 拉钩，并以双齿 Hohmann 拉钩将股骨头抬起高于皮肤水平。以 2 把 Hohmann 拉钩暴露股骨颈远端及大转子。现在股骨颈已充分暴露并可找出颈的轴线及其延伸在股骨头的位置（图 11.3）。

• 表面置换的微创手术中必须先将头准备好。若不确定假体的大小，可先准备比术前试模测量大一号的头。因为在植入较小的髋臼侧假体后可以轻松缩小头假体的尺寸。通常没有空间放导航的工具，如果使用股骨假体试模，便可找出股骨颈轴线延伸在股骨头的位置并将其标记。虽然此器械由 Adept 提供，但与 BHR™、Cormet 2000™、Icon™ 及其他假体都是完全相同的。

- 从上方置入小的导引器测量股骨颈的中轴线。导引器应该松紧适中以标记颈的中心。
- 股骨头杯摆放的角度应该为正中偏轻度外翻，导引针的入口应和术前 X 线片中试模测量一样，定位在股骨颈中轴线稍上方。使用股骨头磨削器时要确保颈中心定位器不要切割到股骨颈。
- 即使器械厂家不提供合适的中心导引器，导引针依然可以通过中置器（Durom™）定位。
- 以合适的钻头在导引针引导下钻孔。手术医师及其助手需控制导引针的方向。
- 现在颈的中轴线已再次确认，接着可以进行股骨头磨削。操作时要注意不要损伤后方皮肤，磨削器避免切割到颈的外侧基底部（图 11.4）。
- 图 11.4 显示移除股骨头磨削器后。
- 股骨头磨削后必须将测量器移除。为了预防早期股骨颈骨折，股骨头假体杯必须完全包覆磨削后的头，因此，头的磨削要足够量以保证杯的覆盖。注意股骨头不宜保留过长，以免增加颈骨折的风险。最好将臼杯稍靠外侧放置以重建其偏心距。
- 最后完成斜行截骨。在 ASR™ 系统中，头的截骨可一步完成。
- 现在股骨头的截骨已经完成，并且头够小而不会影响到髋臼侧的准备。
- 为了暴露髋臼，股骨头必须向前、向上脱位。接着以手指探查髋臼窝并将软组织

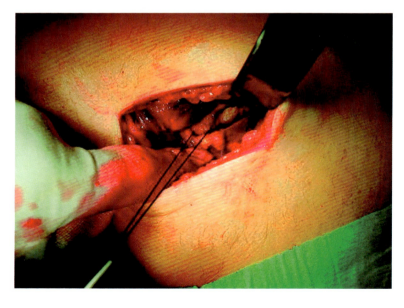

图 11.4　股骨头磨削后

拨向后方，以确保软组织及神经血管等结构的安全。

• 在股骨颈下方到骨盆边缘处及股直肌长头附着点上方放置一把长而弯的Hohmann 拉钩。这样术区神经血管等结构便能远离拉钩尖端，同时能最大限度暴露髋臼。放置一把钝的 Hohmann 拉钩于闭孔，暴露创面。放置一把 Steinmann 拉钩于坐骨可使髋臼后缘暴露清楚。

• 在切除关节囊及髋臼缘组织后，髋臼可以完全暴露。

• 现在可根据厂家提供的指示小心打磨髋臼（图 11.5）。软骨下骨尽可能保留。当见到软骨下的硬化骨时，再打磨 1 mm，见到骨松质时说明已经磨过 2 mm 了。接下来决定最终的假体大小。如果没有以较小的颈来确保表面置换术后的活动度，髋臼假体的前倾及外展角度需要比常规更大。

• 图 11.5 展示了挫磨后的髋臼。

• 大多数厂家提供直的打击器，在术中足够好用。对肥胖患者而言，手术切口远端需加长以充分暴露手术视野。

• 以 Adept™ 的器械来说，双弯打击器有助于髋臼假体的植入。

• 再次暴露股骨头，如有需要可换小一号假体。我们不为了骨水泥而钻孔，只用冲洗枪清洁表面。为了头假体能摆放合适，我们倾向使用低黏性骨水泥，以免形成厚的骨水泥层而影响假体的摆放。可在大转子处放置吸引器，以免骨髓脂肪滴进入循环系统。

• 在股骨头假体杯内壁涂上薄层骨水泥。

• 将股骨头假体杯以合适的力度打入。大多数厂家会提供定位器标记假体的正确摆

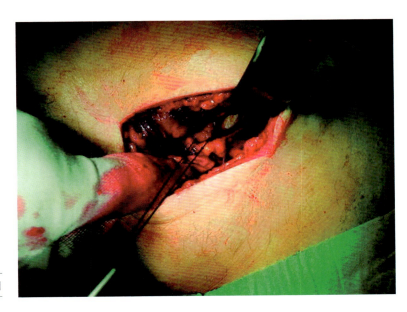

图 11.5 挫磨后的髋臼

放（图 11.6）。

  • 清洁创面后，固定髋部并以脉冲冲洗器清洗创面。注意头和臼假体间不要有软组织嵌顿。

  • 将外旋肌群重新缝回大转子上。

  • 如图 11.2 的病例，重新缝合旋转肌群后，逐层缝合（包括滑囊），常规闭创。

  • 闭创后留下美观的小切口（图 11.7）。

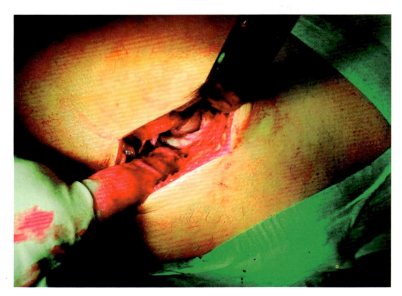

图 11.6　股骨头假体杯置入

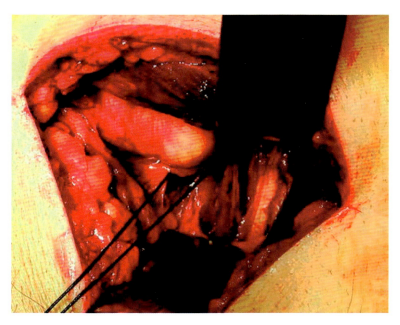

图 11.7　重新缝合旋转肌群

- 出院时切口的外观（术后第 6 天）。

结 果

上述技术在作者做了超过 150 例患者后现已成为常规流程。对患者而言，优点是手术时间较短：从切皮到缝合的平均手术时间为 54（45~80）分钟，根据 McMinn 所述，早期的平均手术时间是 62（55~80）分钟。不需要放置引流管，因此不会有引流口分泌物。患者皆不需要输血，术后第 8 天血红蛋白最多下降 3.6 g/dL，出院时血红蛋白浓度大于 11 g/dL。预行微创手术的患者术前不需要血液稀释。行微创表面置换术的患者没有出现感染、伤口愈合不良、神经损伤，也未发生脱位。术后患者功能非常好，住院时间（平均 9.3 天）比传统切口的患者（平均 10.9 天）短。如预期一样，男性患者比女性患者更早出院（8.5 天 vs 10.3 天）。

行传统外侧入路的患者，从切皮到缝合的平均手术时间为 97（70~145）分钟；失血量较微创多得多，术后第 3 天平均血红蛋白 5.5 g/dL，第 8 天 4.7 g/dL。这些患者中有 18% 需要输血。同时外侧入路组有较高的并发症发生率，如脱位、神经损伤和感染等。

本术式难以和 McMinn 的标准入路（后侧，约 30 cm）比较：平均手术时间约为 62 分钟，所有患者在术前皆行血液稀释。由于做自体血回输，术前血红蛋白为 13.6 g/dL，血红蛋白下降最多是在术后第 3 天，为 2.6 g/dL。出院时，两组患者血红蛋白平均为 11 g/dL。

后侧入路微创手术对初学者来说，由于没有确定导引针轴线的工具来定位假体杯柄的位置，在定位及导航上可能会有问题。在前文提及的手术操作图片中，在股骨颈上精确地放置导引针时无法取得清楚的视野，因此难免偏离理想的轴线。所以微创手术只建议熟悉后侧入路以及能确立股骨颈轴线的手术医师来做。

讨 论

微创手术除了能给予患者较小的皮肤切口，更重要的是能维持解剖结构的完整性。如果能减少切开一些非必须切开的解剖结构，便有机会达到患者的需求：较少疼痛、较短的住院时间和快速康复。另一方面，可能会有假体植入位置偏差和神经血管并发症，以及因术野受限而过度牵拉和器械压迫造成皮肤和软组织损伤等风险。

如操作章节所示，小切口后侧入路能充分暴露所有重要的解剖标识。由于无法使

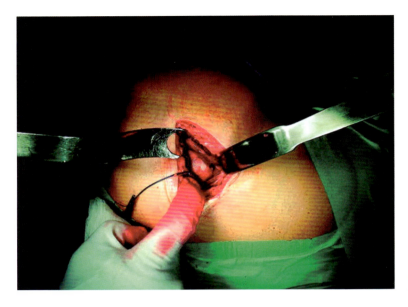

图 11.8　术中暴露无需特殊器械

用插入股骨头导引针上控制方向的部分器械，理论上有可能无法精确地定位股骨颈中轴。在极端的情况中，外科医师必须决定是否要改为常规手术操作。

术中除了图 11.8 所示双齿及长弯 Hohmann 拉钩外，不需要其他特殊器械。对于前面提及的 7 款产品，微创手术技术不仅适用于年轻的、瘦的、健康和活动量大的患者，现在更视为多数表面置换术的常规操作。对于肥胖的患者而言，皮肤切口要长于10 cm，但仍比常规切口小。

结　论

根据美国髋膝关节协会（AAHKS）的指南，微创髋关节表面置换手术"尚未被证实有相同或更好的远期疗效、较短和较少疼痛的康复期"。我们 6 年内给超过 1 200 例患者施行了髋关节表面置换术，从中获得手术技术的经验，对于经验丰富的外科医师而言，暴露并切开解剖结构并非手术成功的必要条件。当我们学会将髋关节后方入路的暴露最小化，再使用一器械获得具有暴露解剖标识及重要组织结构的理想术野，完成表面置换术可能就相对简单了。微创表面置换术的中期（长达 2 年）随访结果与标准入路相比完全相同，值得关注的除了切口美观以外的优点有：手术时间更短（缩短 13%~45%）、失血量显著较少、康复更快以及患者更早出院。我们没有评估标准和微创入路术后疼痛的差异，但是发现多数患者在微创手术后可较早停用消炎止痛药。术后没有发生血栓栓塞、神经损伤或感染等并发症，患者满意度更高。

　　总结来说，我们认为上述的微创后路髋关节表面置换术应被视为理想的标准操作。我们使用标准器械做了 7 款不同假体的表面置换。"当代切口"的不同只是对表面置换术操作熟悉和避免不必要的组织切开剥离而已。所以我们建议基本熟悉表面置换术操作的外科医师可行上述微创后路手术。对患者的好处是：缩短住院天数、快速康复以及较少的并发症发生率。至少，患者会对美观的切口感到满意。

参考文献

[1] McMinn D, Treacy R, Lin K, Pynsent P (1996) Metal-on-metal surface replacement of the hip. Clin Orthop Relat Res (329 Suppl):S89–98.

[2] Menge M (2003) Aktueller Stand der Hüftendoprothetik mit proximalen knochensparenden Alloplastiken. Orthop Prax 39:555–563.

[3] Menge M (2004) Metal on metal in resurfacing arthroplasty: risks or benefits? In: Lazennec JY, Dietrich M (eds) Bioceramics in joint arthroplasty. 9th Biolox symposium, proceedings. Steinkopff, Darmstadt, pp 111–117.

[4] Menge M (2005) Oberflächenersatz am Hüftgelenk – 6-Jahres-Erfahrungen mit der dritten Generation. Z Orthop 143:377–381.

[5] American Association of Hip and Knee Surgeons (2004) Minimally invasive and small incision joint replacement surgery: what surgeons should consider. www.aahks.org.

第十二章

导航及直角指针在髋关节表面置换术中的应用

N.Szöke

■■

关键词

导航；髋关节表面置换；直角指针；金属对金属界面；D. McMinn 关节置换术

引 言

历史上采用金属对聚乙烯界面面（Wagner cup）设计的髋关节表面置换手术存在很高的失败率，原因在于聚乙烯严重的容积性磨损引起的组织反应。当前随着金属对金属界面面设计的进展，容积性磨损不断减少。对于年轻、活动量大的患者而言，髋关节表面置换手术由于保留了骨量而逐渐替代标准全髋关节置换术。

1991 年 Derek McMinn 介绍了新一代金属对金属表面置换手术。我们于 1998 年开展了髋关节表面置换手术。1998~2007 年，我们实施了超过 1 800 例手术。表面置换术的适应证主要包括骨关节炎、创伤后关节炎、股骨头坏死、股骨头骨骺滑脱或发育不良。越来越多的证据表明，与未采用导航技术的传统手术相比，在髋关节和膝关节置换术以及脊椎手术中应用导航技术可实现更精确的假体定位，该导航技术同样可应用于髋关节表面置换术。我们医院采用 BrainLab 无需影像的导航系统进行膝关节置换。经过尸体试验后，我们手术室从 2005 年 8 月起开始将 VectorVision Hip SR 软件应用于髋关节表面置换术。

手术技术

• 所有患者均采用标准后侧入路，根据患者的体重指数（BMI），选择 8~15 cm 皮肤切口。分离臀大肌后，切开转子滑囊，暴露梨状肌肌腱。随后，将臀小肌纤维与后方关节囊分离。切断孖肌与闭孔内肌，环状切开关节囊。脱位髋关节，然后开始真正的导航。

• 暴露小转子，安装股骨侧参照杆（图 12.1）。首先使用指针找到股骨内、外上髁的标志点（图 12.2）以及梨状肌窝的标志点，然后计算股骨干长轴。

• 随后标记股骨头–颈交界处的标志点，该点将作为初始假体植入位置的参考（图 12.3）。

• 使用指针标记出股骨头，找出股骨头的旋转中心。该标记点联合梨状肌窝的标志点，能确定股骨轴线及轴平面（图 12.4）。

• 随后确定股骨颈轴线，分别在股骨颈前方（图 12.5）、上方、后方和下方做标志

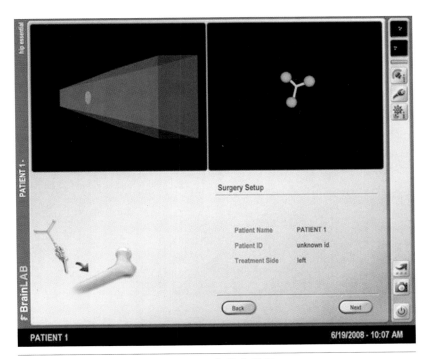

图 12.1　安装参照杆

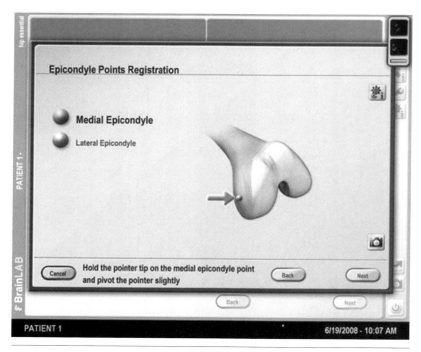

图 12.2 获取内侧髁标志点

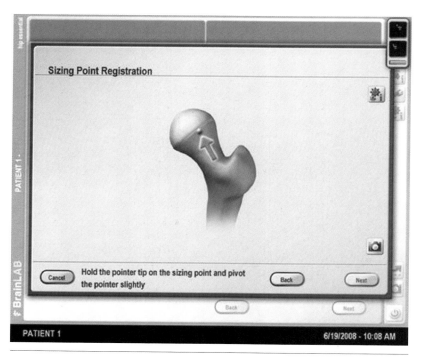

图 12.3 获取股骨头-颈交界处标志点

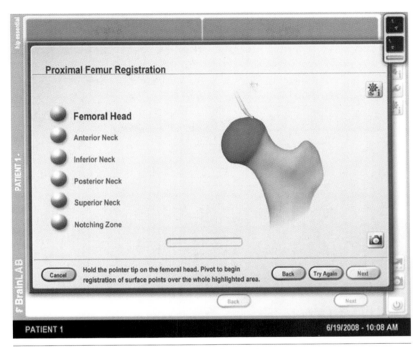

图 12.4　近端股骨注册

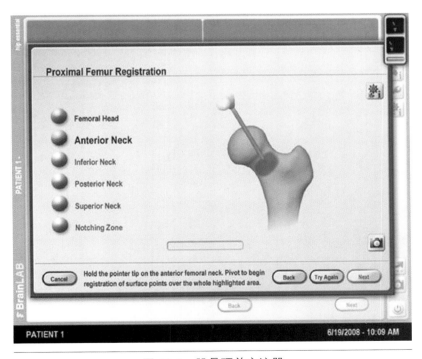

图 12.5　股骨颈前方注册

点。这些点也可用于确定股骨颈切割区域。特别是上方切割区域，即股骨颈最常出现切割的部位。

• 获得了所有的必需标记点后，软件则可创建股骨的三维图像，将指针置于已知的标志点上可验证图像的准确性。这样确保了屏幕上的位置就是指针所指的实际位置（图12.6）。

• 此时可通过计算机模型对股骨头假体植入进行定位，并进行非常精细的三维校正。一旦植入假体位置位于股骨颈切割区域，屏幕上将出现红色提示（图12.7）。

• 假体计划植入位置可以通过实时钻孔导航来引导克氏针的位置（图12.8），这样完成术中导航。

讨　论

髋关节表面置换术对技术要求高，学习曲线较长。

运用机械钳夹技术进行徒手定位非常困难，手术医师很难确定假体植入的确切位置，这就是我们于 2005 年开始决定采用 BrainLab VectorVision Hip SR 软件导航系统的

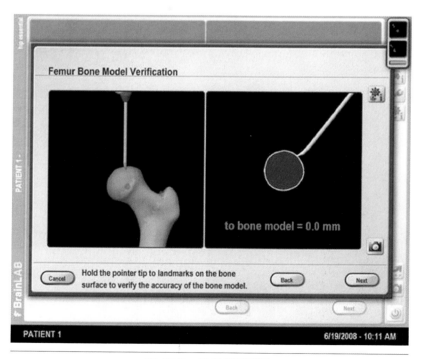

图 12.6　股骨模型校验

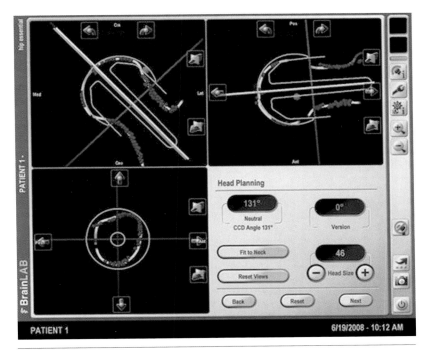

图 12.7　假体定位

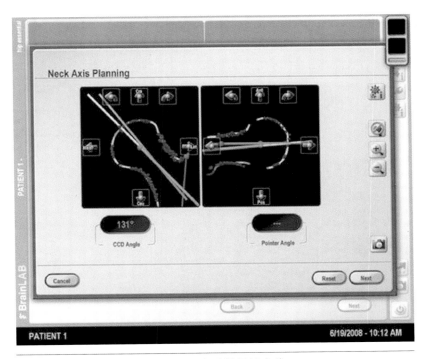

图 12.8　克氏针导航定位

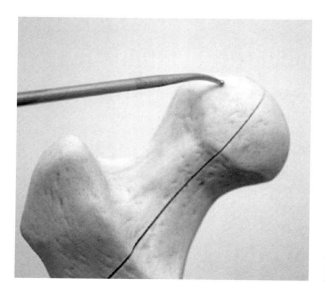

图 12.9　直的指针

原因。通过导航，我们不会再面临术中股骨颈切割，而且很容易避免假体内翻植入的问题。然而，使用直柄指针以及初版的导航软件使我们的手术时间增加了 10~20 分钟。

我们面临的最主要问题是用长直的指针很难成功地标记出股骨颈前方及侧方的正确标志点（图 12.9）。导致软件在 20% 的手术中出现计算误差，因而我们不得不放弃导航，重新采用传统的机械钳夹技术。

直角指针的引入是我们所期待已久的，可以避免无法找出正确标志点的问题，而且软件也更新为 VectorVision Hip SR 1.0 软件，无需额外增加手术时间。此外，凡是使用直角指针进行手术，我们均无需放弃使用导航软件，因为并不会出现计算误差。

初见成效之后，我们开始进行前瞻性随机研究，将不使用导航的手术结果与联合使用新型导航软件和直角指针的手术结果进行比较。

结　论

为了避免股骨头假体切割和内翻植入，髋关节表面置换术中假体植入的精确定位十分重要。使用直的指针和早期导航软件进行定位可以实现充分的术中三维分析，使手术医师能够避免股骨颈切割，并且确保了股骨假体在冠状面和矢状面上具有良好的对线。然而，这也导致手术时间普遍延长，而且因为前文所述的种种问题，使部分手术医师不得不被放弃术中导航。

新型直角指针以及软件的更新解决了上述问题，而且与传统机械钳夹技术相比减

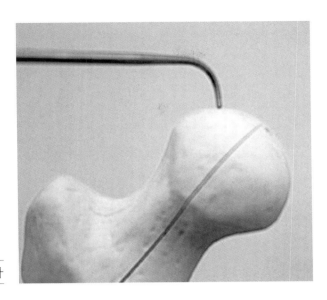

图 12.10　直角指针

少了手术时间。导航为手术医师提供了更高的安全性，而且是一种很好的教学与训练工具。

长期的研究结果将显示额外的投入是否带来更好的临床效果。

参考文献

［1］ Daniel J, Pynsent PB, McMinn DJ (2004) Metal-on-metal resurfacing of the hip in patients under age of 55 years with osteoarthritis. J Bone Joint Surg Br 86(2):177–184.

［2］ McMinn D, Treacy R, Lin K et al (1996) Metal-on-metal surface replacement of the hip. Clin Orthop Relat Res (329 Suppl):S89–98.

［3］ Honl M et al (2003) Comparison of robot assisted and manual implantation of a primary total hip replacement. A prospective study. J Bone Joint Surg Am 85:1470–1478.

［4］ Callaghan JJ, Liu SS, Warth LC (2006) Computer-assisted surgery: a wine before its time: in the affirmative. J Arthroplasty 21(4 Suppl):27–28.

［5］ Amiot LP, Lang K, Putzier M et al (2000) Comparative results between conventional and computer-assisted pedicle screw installation in the thoracic, lumbar, and sacral spine. Spine 25:606–614.

［6］ Sparmann M, Wolke B, Czupalla H et al (2003) Positioning of total knee arthroplasty with and without navigation support. A prospective, randomized study. J Bone Joint Surg Br 85: 830–835.

第十三章

导航下组配式短柄微创全髋关节置换术

Djordje Lazovic, Ferenc József Dunai, and Rasmus Zigan

本章导言

从 2004 年以来，我们通过前外侧微创入路，使用组配式短柄全髋假体进行了 270 例全髋关节置换。这种改良的 Waston-Jones 入路允许在不离断肌肉的情况下置入髋关节假体。组配式假体可以选择不同的前倾角和颈干角来恢复髋关节的生物力学，而这可以用导航系统提前模拟出来。我们评估了假体初始稳定性，微创切口下假体放置的难易度以及生物力学的恢复情况。我们发现术后功能良好，并发症发生率很低，无假体脱位发生。导航技术帮助我们更精确地放置髋臼杯，恢复旋转中心、下肢长度及偏心距。它能给出最适的组配股骨颈的型号，并预测安全活动范围。本章重点介绍相关手术技术。

关键词

手术技术；导航；全髋关节置换；短柄假体；组配式股骨颈；微创技术

引 言

近年来，对全髋关节置换术（THA）微创、快速康复的需求不断增加，催生出能保留更多骨量和软组织的短柄假体和减少失血、加快康复、保证完全负重下初始稳定性的微创外科入路。

为了得到 THA 术后稳定和更高的活动度，我们使用导航技术结合使用组配式股骨颈以恢复髋关节的生物力学。已证实导航技术有助于更精确地放置假体，进而获得更长的假体寿命和更好生物力学表现。通过导航技术将生物力学的改变可视化，并很容易通过组配假体进行调节。

髋关节短柄假体是为股骨近端非骨水泥固定设计的。Metha 短柄髋假体拥有组配颈，并能在 THA 导航协助下置入。获得初始稳定依赖于假体在股骨干骺端的多点接触，这使得假体柄被迫进入到一个预设的最佳位置，这一位置只有非常小的调节余地，这会对调节下肢长度和偏心距不利，从而影响髋关节生物力学。组配式假体设计能将股骨柄位置和关节重建两者分开，让手术医师可以较大程度地调整关节形态而不必牺牲股骨柄的稳定性。动态导航技术的应用能帮助术者选择最合适的组配假体，优化关节重建和活动范围。

合理的手术入路是短柄假体成功置入的前提。另外，手术患者的骨质和髋关节形态必须在术前考虑清楚。不合适的形态包括：先天性髋关节发育不良继发骨关节炎伴严重的髋外翻；股骨颈短粗；明显的髋关节内翻畸形；既往手术史且伴有明显股骨近端畸形。骨质疏松可能影响假体的初始稳定性，并导致假体下沉和骨折。

资料与方法

患者资料

2004 年 11 月至 2010 年 3 月，我们使用短柄假体共进行了 270 例全髋关节置换。根据年龄、骨质及既往手术史等因素选择接受这一术式的患者。刚开始，我们将年龄限制在 50 岁以下，随着对假体有了充分信心，我们已经把年龄限制放宽至 69 岁，只要患者骨质好且推测其比较活跃。排除标准包括存在骨质疏松、既往有股骨近端手术史且形态明显改变。我们的手术团队拥有丰富的导航操作经验，在全髋关节置换中常规在导航下放置髋臼杯。经过一段时间学习，我们也开始在导航下置入股骨柄，共有 210 例。以此将手术患者分为两组，进行比较。

从手术适应证来看，有 43% 患者为髋关节骨关节炎，46% 为先天性髋关节发育不良继发骨关节炎，股骨头坏死则占 11%。女性患者 145 例，男性患者 125 例，平均年龄为 50 岁。左髋置换 118 例，右髋置换 152 例。体重指数（BMI）稍高于 27.1 kg/m^2。

假体设备

所有手术患者使用同一种假体。髋臼杯为半球形钛金属压配式假体，表面是等离子喷涂（Plasmacup SC，BBraun Aesculap，Tuttlingen，Germany）及陶瓷内衬（BIOLOX forte 和 BIOLOX delta）。臼杯有 3 个螺钉孔，以便骨骼螺钉拧入获得额外固定。

股骨假体为干骺端固定的组配式股骨颈短柄设计（Metha，BBraun Aesculap，Tuttlingen，Germany）。股骨颈配件提供了多种前倾角（-7.5°、0°、7.5°）和颈干角（130°、135°、140°）以供选择。用这 9 种不同类型的股骨颈，再通过选择不同的陶瓷股骨头长度来调节颈的长度，如短（-3.5 mm）、中（0 mm）、长（+3.5 mm），以及头直径超过 32 mm 时的超长（+7 mm）。这样在股骨柄位置不变的情况下，可以有很多种选择恢复理想的生物力学。股骨柄插入后通过多点固定获得在股骨近端最好的匹配，这种多点固定取决于股骨近端固有解剖形态、前倾角以及股骨颈截骨水平。初始固定是靠压配获得的，后期稳定则靠股骨柄近端的涂层获得骨长入，非涂层的柄尖仅为初始固定需要（图 13.1）。

导航系统

我们自 2001 年就开始使用免 X 线的动态导航系统（OrthoPilot，BBraun Aesculap，Tuttlingen，Germany），至今已进行多次软、硬件更新。该系统利用能被红外相机探测定位的硬件，软件髋臼的外展角、前倾角以及臼杯的旋转中心和深度进行计算，进而控制髋臼锉和假体位置。在放置短柄股骨假体时，利用股骨导航系统可以控制下肢长

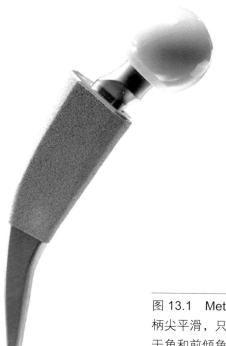

图 13.1　Metha 短柄假体，股骨近端喷涂以利于骨长入和后期稳定。柄尖平滑，只用于初始稳定。颈部为模块化设计，可能根据不同的颈干角和前倾角选择不同的尺寸

度，改变偏心距和前倾角，并预测安全区域内的关节活动范围以避免脱位。通过以上信息，手术医师可以选择合适的股骨颈和股骨头进行组配。

手术技术

患者体位和铺巾

手术患者仰卧于可透视的标准手术床。导航摄像机放置在手术肢体对侧床尾约 2 m 远处。手术消毒区域包括术侧髂嵴。手术铺巾要求允许术侧下肢能自由活动，方便髂前上棘与耻骨联合间的触诊。骨盆平面的确定需要上述体表标记，在此基础上计算髋臼外展角和前倾角。手术开始前，确认髂嵴位置，在髂前上棘偏背侧约 4 cm 处做 5 mm 穿刺切口。为了避免后续的瘢痕反应，将皮肤拉紧至髂嵴上，这样以后形成的瘢痕就能远离骨突处。在髂嵴上拧入一枚螺钉，连接上定位器，然后用指针登录解剖标志（图 13.2）。

手术入路

我们使用了改良的微创化的前外侧 Wstson-Jones 入路。皮肤切口沿大转子前缘，

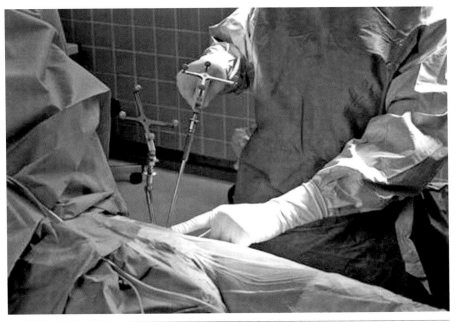

图 13.2 在髂嵴处放置定位器后，用指示杆确认骨盆标志点以构建前骨盆面

长度约 8~10 cm，从大转子远端延伸到转子顶点近端 2~4 cm，显露并打开阔筋膜。如发现大转子滑囊炎，需切除滑囊。确认股外侧肌与臀中肌间隙，钝性分离，有一条血管常规位于该间隙，予以电凝止血。用 2 把弯钝的 Hohmann 拉钩放置在股骨颈上下处，暴露髋关节囊，另一把尖头宽柄的 Hohmann 拉钩放置在髋臼前缘。在股骨颈前方从关节囊内侧与髋臼附着处偏近端延伸至股骨附着处偏远端做斜切口切开关节囊，再做两处平行切口，完成 Z 字形打开关节囊。这个关节囊切开至股骨能够脱位就可以了，但在有髋关节挛缩的情况下延伸至小转子。

在对股骨头脱位前，必须先收集导航系统需要的生物力学数据。在转子与股骨干移行部稍远端放置固定股骨定位器的 C 形钳。放置 C 形钳时，将髋关节外展并轻度内旋。后期我们使用一种钳夹固定器，使得放置更加舒服。首先记录伸直状态下下肢的中立位置，然后在屈膝 90°位置下，记录髌骨和踝关节中心。这些数据可以计算出股骨轴线和股骨颈前倾角。通过卡口将定位器从 C 形钳上取下后继续手术（图 13.3，图 13.4A、B）。

用勺状杆放置在股骨与髋臼之间，将髋关节脱位。脱位后能更清晰地确认股骨颈截骨水平。将术侧下肢与对侧稍交叉，在转子间线内侧 5 mm 处，与股骨轴线成 50°切除股骨头。这种截骨残留的股骨颈比使用标准股骨柄时稍长一些。只有在髋关节极度挛缩的病例中，才在原位切割股骨颈，再用锥形螺丝样取头器取出股骨头（图 13.5）。

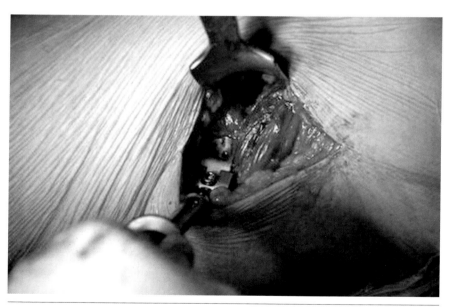

图 13.3　C 形钳放置在股骨侧，牵开臀肌。定位器可通过卡口进行安装和拆卸

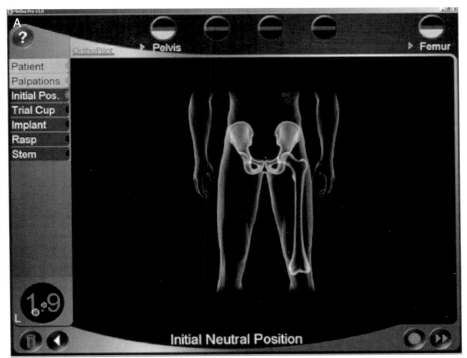

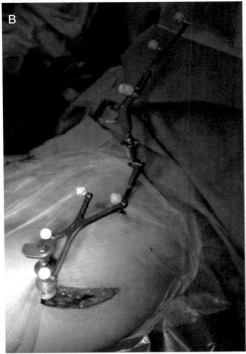

图 13.4　A. 导航屏幕显示原始中立体位的测量；B. 在对髋关节脱位前，放置定位器记录中立位。后续手术操作时可临时拆下定位器

髋臼准备

暴露髋臼通过使用一把双弯 Hohmann 拉钩固定在髋臼背侧偏远侧和一把弯的尖头宽翼 Hohmann 拉钩再次放置在髋臼前缘。有时需要通过缝线来牵拉关节囊。用探针触及髋臼内壁最深处并记录，以便导航系统能提供髋臼研磨深度，以及旋转中心相对于原先髋关节中心是内移还是外移的信息。通过放置一个直径接近最终正式臼杯的试模，注册髋臼俯倾角和前倾角。以上信息会显示在导航屏幕上。

先用比试模臼杯尺寸小一号的髋臼锉进行磨搓。根据之前提供的信息，导航显示屏上提示向什么方向磨搓，这是基于注册的髋臼俯倾角和前倾角，以及在研磨前通过触及髋臼内壁最深点获得的髋臼深度。另外，旋转中心在近 / 远、内 / 外、前 / 后方向的变化也会显示。当存在髋臼发育不良或其他畸形必须矫正时，这些信息会有助于确定最后臼杯的位置。当磨搓完成获得良好位置后，整个髋臼面无软骨覆盖而只有粗糙的软骨下硬化骨，并可见点状出血，此时记录臼杯位置（图 13.6A、B）。

安放髋臼假体并根据导航系统给出的假体与髋臼相对位置的信息进行敲击。根据 Lewinnek 等提出的"安全区"数据，我们的目标是把髋臼放在外展 45°，前倾 15°。将臼杯压配在理想的位置后再嵌入并敲紧陶瓷内衬，再用准备选用的股骨头同尺寸的球头装置放入臼杯来记录新的旋转中心（图 13.7A、B）。

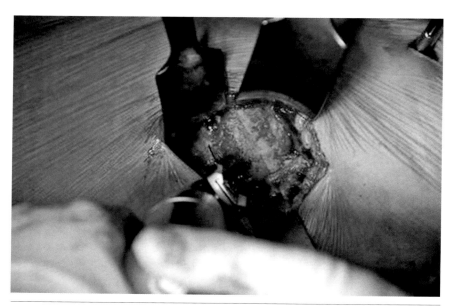

图 13.5　将髋关节脱位，以便股骨颈切割更准确，切割线与股骨干轴线成 50°，转子间线偏内约 5 mm

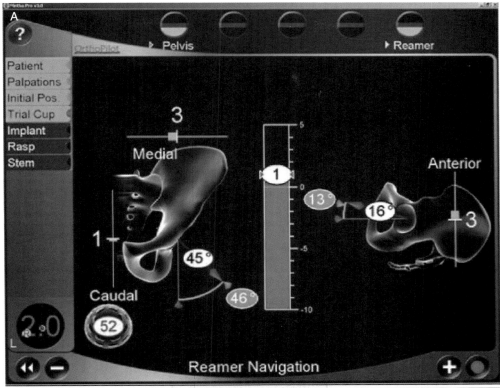

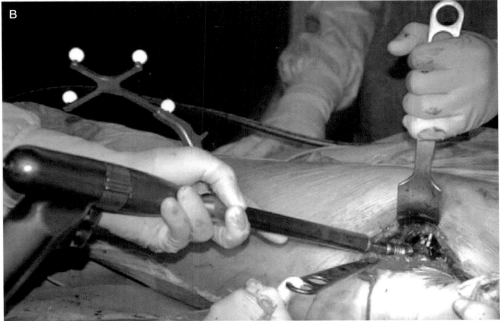

图 13.6 A. 导航屏幕引导锉孔；B. 导航系统提供锉孔的方向和深度等信息

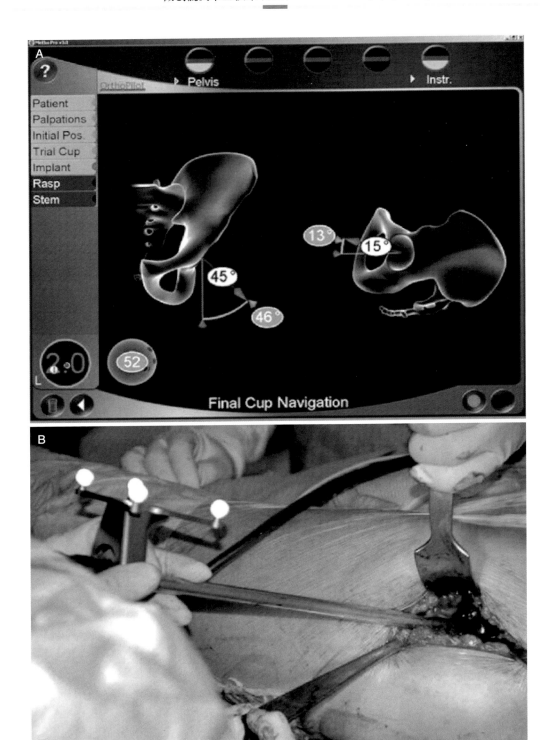

图 13.7　A. 导航屏幕引导臼杯安放，系统提供钻孔的方向和深度；B. 臼杯最后的位置可通过导航屏幕控制

股骨准备

将术侧下肢 90°外旋并极度内收。一把双弯 Hohmann 拉钩放置在大转子后面以便于将大转子撬起于髂胫束上方，另一把更弯一点的双弯 Hohmann 拉钩放在内侧股骨颈的后方。现在可以完全看到股骨颈截骨面的周缘。用弯形骨锥进行股骨开口，骨锥入点接近股骨颈中心处，朝向股骨外侧骨皮质插入，再沿股骨干方向深入，小心防止骨皮质穿透。再用稍厚的第 2 把骨锥以同样方式插入。骨锥进入时已经延着股骨颈前倾的方向。

干骺端用短柄假体固定的设计思想主要是认为股骨颈、干骺端、近端股骨干原本的解剖形态决定了这种短柄假体可以获得多点固定。这些点并没有具体确定，并受股骨颈截骨高度的影响。假体柄与股骨颈内侧（股骨距）、截骨平面的前后壁和外侧缘，即转子间线内侧约 5 mm 处这几个位置的皮质接触可能十分重要。假体尖端同样需要在股骨干近端侧方和稍偏后方与骨皮质充分接触。有意旋转骨锥或骨锉只能轻微地影响假体安放的位置。

依次打入近端髓腔锉，锉刀上缘绝不能锉至截骨面侧缘以下，否则会导致后期假体柄的下沉。当锉与上述各点间无多余骨松质后，可获得很好的位置（图 13.8）。

我们仍倾向于安装试样复位以评估生物力学表现，并在术中拍摄两个平面的 X 线片；另外，这样也能模拟最终的髋关节生物力学。我们安装 135°颈干角和前后倾中立位的试样颈与中等颈长的股骨头后复位髋关节。然后检查下肢长度、伸直外旋位和屈

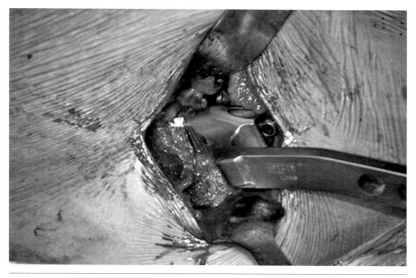

图 13.8 髓腔锉依次插入。当髓腔锉倾向股骨皮质外侧，内侧骨皮质内无骨松质残留时，可获得合适的尺寸和位置

曲 90°内旋位时的关节稳定性。用影像增强器获得骨盆前后位及蛙式位图像，确认股骨有无裂纹骨折或穿孔，评估臼杯位置、偏心距和下肢长度。再次脱位后，取出髓腔锉，插入正式股骨假体并打入至充分压配并固定（图 13.9A、B）。

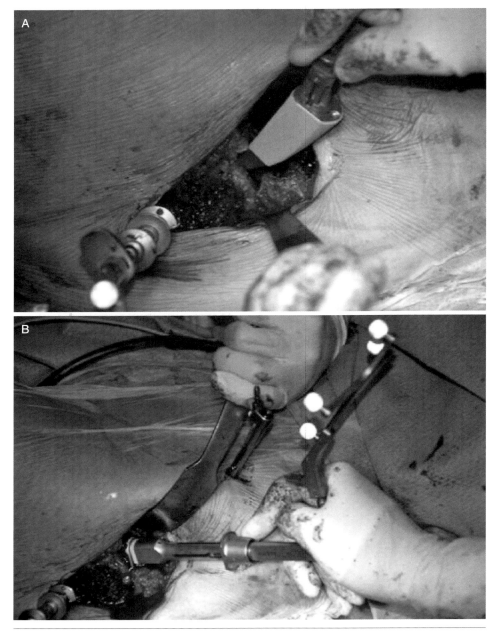

图 13.9　A、B. 插入并压配最终假体，导航系统记录位置后可模拟髋关节生物力学，进而选择合适的组配颈

生物力学模拟

定位器固定在 C 形钳上，记录假体最终位置。在导航屏幕上，可选择假体型号和股骨头直径。现在屏幕上能显示髋关节不发生脱位和撞击时的自由活动范围，以及选定尺寸下的偏心距和下肢长度改变。根据数据变化，选择组配颈和股骨头的最佳组合。通过指挥杆点击屏幕，可将颈干角在 130°、135°和 140°之间，前倾角在 −7.5°、0°、7.5°之间调节，颈长也可在短和超长之间进行调节。我们希望恢复偏心距和减少术前常常增大的前倾角。下肢长度应调节到与对侧相等，但术前下肢长度测量不够准确仍是问题。在功能参数方面，我们希望保证屈曲内旋至少 30°，伸直外旋至少 60°，屈曲超过 110°而不发生髋臼撞击。然后，放入并压实选定的组配颈，务必保证头颈交界面干净、干燥，再置入股骨头并敲紧（图 13.10、13.11）。

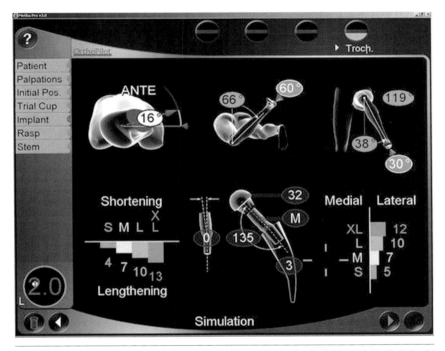

图 13.10 选择不同尺寸的组配颈，导航系统显示相应的模拟髋关节生物力学变化。在屏幕中央，前倾角和颈干角可以改变。相应变化可在上方图像中显示：前倾角、下肢外旋的安全活动范围，以及 90°屈曲内旋的安全活动范围。上述参数也受股骨头尺寸影响。不同的头 / 颈长度会引起偏心距及下肢长度的改变

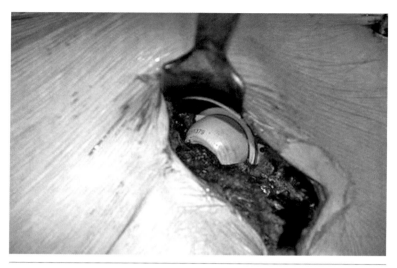

图 13.11　所用组件在位后，复位髋关节

关闭切口

在复位髋关节后，缝合关节囊以尽量恢复其原有结构。放置深部引流管，用细线缝合钝性分离的肌肉，粗线缝合髂胫束，最后关闭切口。

术后处理

标准的处理包括术前一剂预防性抗生素（如头孢唑啉钠 2g）和围手术期抗血栓治疗（低分子肝素）。术后第 1 天即鼓励患者下床进行全负重活动。告知患者 6 周内应挂拐，避免内收或外旋髋关节。

结　果

1 例病例在插入第 1 把髓腔锉时发生股骨外侧皮质穿透，但没有影响手术过程和术后疗效。手术平均时间为 67 分钟，平均术中失血量 350 ml。

髋臼杯

在第 1 组（仅放置臼杯使用导航技术）中，臼杯的平均外展角是 45.6°，平均前倾角 15.9°；而第 2 组（臼杯和柄均使用导航），外展 45.2°，前倾 17.3°。对于旋转中心的变化，第 1 组偏外 1.1 mm，偏远 0.6 mm，偏后 0.6 mm；第 2 组偏内 1.2 mm，偏远

0.1 mm，偏前 1.4 mm。第 1 组的臼杯尺寸平均是 50 mm，第 2 组 52 mm。

股骨柄和组配颈

在第一组中，组配颈使用最多的组合是颈干角 135°（标准）（$n=27$）伴 0°前倾或 -7.5°后倾（-7.5°，$n=13$；0°，$n=14$），颈干角 130°则使用了 21 例。第 2 组中不同颈干角的组配颈均使用过，其中 -7.5°后倾使用最多（-7.5°，$n=120$；0°，$n=75$；7.5°，$n=15$）。股骨柄的平均前倾角度为 20.4°，范围 -5.3°~56.6°，因此除了其中的一例，其他所有患者的前倾角度都是正数（图 13.12A、B）。

在陶瓷头的长度上，第 1 组中 25 例用了短头，20 例用了中头，14 例用了长头和 1 例用了加长头；在第 2 组中，短头 55 例，中头 114 例，长头 39 例和加长头 2 例。

有效的下肢长度和偏心距测量只在全程导航的第 2 组能被记录。第 2 组股骨柄平均延长 8.3 mm，总延长 6.1 mm。在偏心距上，股骨柄内移 1.0 mm，总内移 4.6 mm。股骨柄型号的分布见图 13.13。

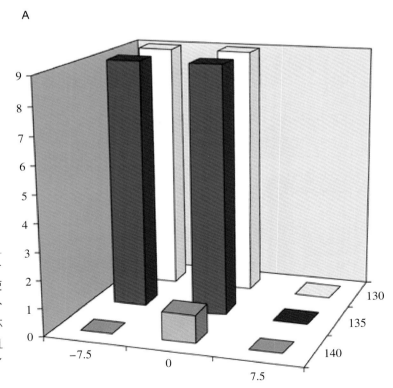

图 13.12 A、B. 第一组（A），即仅臼杯使用导航的组配颈尺寸分布，第二组（B），臼杯和股骨柄均使用导航且模拟生物力学，显示了更多变化

B

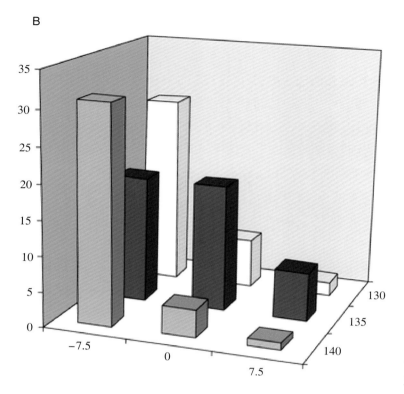

图 13.12 （续）

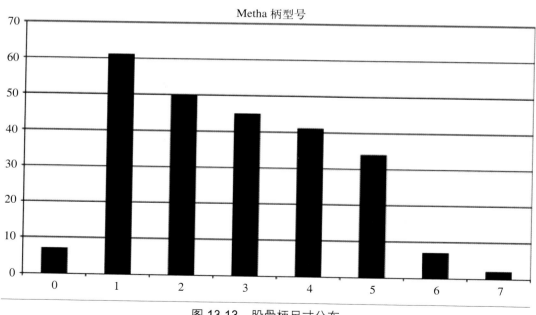

图 13.13 股骨柄尺寸分布

影像结果

有 4 例患者中出现股骨假体外翻，远端顶部没到达外侧皮质。术后随访未发现假体移位。2 例发生假体柄下沉，分别有 3 mm 和 4 mm，不过无临床主诉，我们猜测术中选择的假体尺寸可能偏小。在轴位影像片上看，股骨假体和股骨颈皮质之间残留了许多骨松质。术后 6 个月随访，假体停止下沉并保持稳定，无任何临床症状。除这几例股骨柄可能偏小外，我们还有 3 例股骨颈劈裂，其中 2 例通过环扎术获得稳定。我们认为这些病例是我们在学会正确放置假体位置的原因。所有这些病例都发生在我们开展手术的第 1 年。只有 1 例最近发现假体周围透亮线，怀疑存在深部感染，正在进一步检查中（图 13.14）。

临床结果

下肢延长 3.5 cm 是可能完成的，无脱位发生，无血栓或血管损伤发生。仅 1 例发生切口浅表感染，1 例暂时性的股神经麻痹。患者能获得更快的术后康复，更早的关节

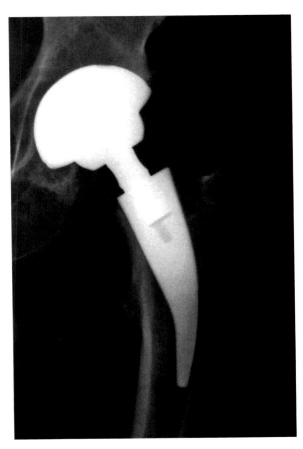

图 13.14　术后 X 线片示 Metha 短柄假体配 36 mm 股骨头

稳定和更早的爬楼活动。尽管我们无法收集更详尽的资料，不过团队中的理疗师认可上述临床结果（图 13.15、13.16）。

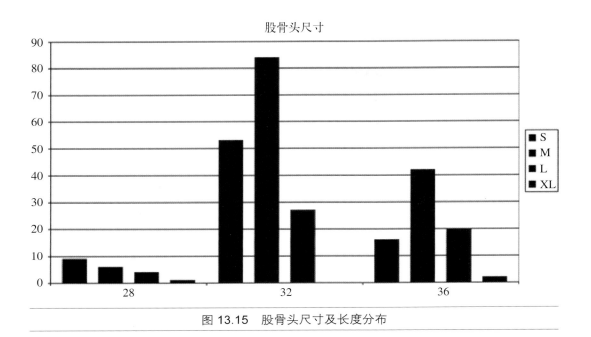

图 13.15　股骨头尺寸及长度分布

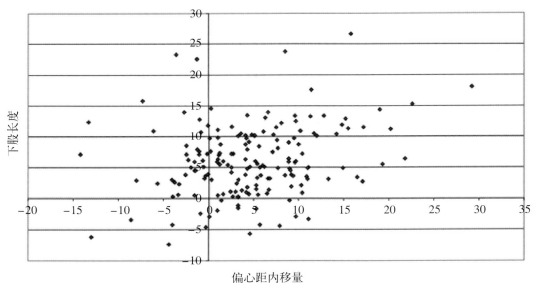

图 13.16　股骨偏心距变化和股骨延长量

讨论与结论

我们从效果良好的标准髋关节置换系统改为组配式短柄假体，原因在于想进一步提高短期和远期的手术疗效。我们现在还不能评判远期效果，然而理论上仍然很有优势。这种短柄假体减少了骨量丢失，股骨干不受影响，其弹性模量也未改变。股骨颈切除位置比直柄假体更高，大转子区域不受影响。此外，干骺端没有填满而是存留一些骨松质，假体是靠与股骨皮质的多点接触获得稳定。这些都有利于后续翻修手术的处理。

在这组病例中体现出了短柄假体在微创入路中的适用性。利用改良的 Watson-Jones 入路，不需离断肌肉，并且安装导航所需的定位器也不受影响。可以通过这一入路安放股骨 C 形钳。在髂嵴拧入螺钉需要另一个切口，但比从主切口打入斯氏针更稳定。而且只需要 8~10 cm 长切口就可完成整个手术。

该假体能获得良好的初始稳定。仅在我们的学习过程中发生 2 例股骨柄下沉及早期劈裂，之后的手术便没有出现这些问题。然而，术前的影像片并不能帮助我们选择合适的假体尺寸，这仍是主要问题之一。

我们将假体模块化更利于生物力学的恢复。我们将这些模块与原髋关节几何形体进行对比，在股骨侧未使用导航的第 1 组中，手术医师倾向于使用 0°前倾和中度颈干角的假体；在第二组则出现更多不同组合，包括后倾和内翻的组配颈。这可能归咎于我们选择的病例中有很大比例为髋关节发育不良的患者，他们术前股骨颈的前倾和外翻都不同程度增大，因此需要术中加以矫正。

尽管有不同组合的头颈尺寸可以选择，然而不是所有患者的下肢长度都能得以平衡。我们认为，更多的头颈组合可以帮助矫正术前存在的畸形，恢复正常的髋关节生物力学。

导航技术被认为可以增加全髋关节置换术中假体放置的准确度。很多文献已经证明了其在髋臼杯和股骨柄放置中的可靠性。放置臼杯的目标是明确的，而放置股骨柄时则有不同。对于髋臼杯，旋转中心不能改变，而外展和前倾的角度则应该参照 Lewinnek 提出的范围。

在组配式短柄假体中，安放股骨柄时只需关注其是否获得最大稳定性。通过不同组配颈的组合，假体柄的固定与髋关节生物力学的恢复是独立的。因此导航系统也与传统手术不同。股骨柄本身无法被定位导航，而最佳组配式头/颈的选择和关节重建的过程能被导航系统分析。重建的标准即是偏心距、下肢长度及前倾角、股骨头的旋转中心以及假体的活动范围，这些参数能够被导航系统控制。通过计算不发生髋臼撞击情况下的关节安全活动范围和最大屈曲度，导航能给出最合适的生物力学状态，而不再拘泥于髋关节解剖形态的改变。术中及术后随访均未发生关节脱位的情况。

　　总之，以我们的经验来看，导航技术下的组配式短柄假体在术中操作便利，临床效果肯定。

参考文献

［1］ Morrey BF, Adams RA, Kessler M (2000) A conservative femoral replacement for total hip arthroplasty. A prospective study. J Bone Joint Surg Br 82(7):952–958.

［2］ Sculco TP (2004) Minimally invasive total hip arthroplasty: in the affirmative. J Arthroplasty 19(4 Suppl 1):78–80.

［3］ Hube R, Zage M, Hein W, Reichel H (2004) Frühfunktionelle Ergebnisse einer Kurzschaftprothese des Hüftgelenks mit metaphysär-intertrochantärer Verankerung [Early functional results with the Mayo-hip, a short stem system with metaphyseal-intertrochanteric fixation]. Orthopädie 33:1249–1258.

［4］ Lazovic D, Kaib N (2005) Results with navigated bicontact total hip arthroplasty. Orthopedics 28(10 Suppl):s1227–s1233.

［5］ Lazovic D, Zigan R (2006) Navigation of short-stem implants. Orthopedics 29(10 Suppl):S125–S129.

［6］ Chmell MJ, Rispler D, Poss R (1995) The impact of modularity in total hip arthroplasty. Clin Orthop Relat Res 319:77–84.

［7］ Watson-Jones R (1936) Fractures of the neck of the femur. Br J Surg 23:787–808.

［8］ Lewinnek GE, Lewis JL, Tarr R, Compere CL, Zimmerman JR (1978) Dislocations after total hip-replacement arthroplasties. J Bone Joint Surg Am 60(2):217–220.

［9］ DiGioia AM, Jaramaz B, Blackwell M, Simon DA, Morgan F, Moody JE, Nikou C, Colgan BD, Aston CA, Labarca RS, Kischell E, Kanade T (1998) Image guided navigation system to measure intraoperatively acetabular implant alignment. Clin Orthop Relat Res 355:8–22.

［10］ Kiefer H, Othman A (2005) OrthoPilot total hip arthroplasty workflow and surgery. Orthopedics 28(10 Suppl):s1221–s1226.